光尘
LUXOPUS

*How Babies Sleep*

# 宝宝如何睡整觉

宝宝
整夜安睡的
温和睡眠训练

The Gentle, Science-Based Method to
Help Your Baby Sleep through the Night

[美] 索菲亚·阿克塞尔罗德(Sofia Axelrod, PhD) 著
刘雯祺 詹 艳 译

国际文化出版公司

· 北京 ·

**图书在版编目（CIP）数据**

宝宝如何睡整觉 ／（美）索菲亚·阿克塞尔罗德著；
刘雯祺，詹艳译. －－北京：国际文化出版公司，2022.10
ISBN 978-7-5125-1438-6

Ⅰ．①宝… Ⅱ．①索… ②刘… ③詹… Ⅲ．①婴儿－
睡眠－基本知识 Ⅳ．①R174

中国版本图书馆CIP数据核字(2022)第112200号

北京市版权局著作权合同登记号 图字01-2022-5308号

## 宝宝如何睡整觉

| | | |
|---|---|---|
| 作　　者 | [美] 索菲亚·阿克塞尔罗德 | |
| 译　　者 | 刘雯祺　詹　艳 | |
| 责任编辑 | 侯娟雅 | |
| 出版发行 | 国际文化出版公司 | |
| 经　　销 | 国文润华文化传媒（北京）有限责任公司 | |
| 印　　刷 | 文畅阁印刷有限公司 | |
| 开　　本 | 880毫米×1230毫米 | 32开 |
| | 9.5印张 | 158千字 |
| 版　　次 | 2022年10月第1版 | |
| | 2022年10月第1次印刷 | |
| 书　　号 | ISBN 978-7-5125-1438-6 | |
| 定　　价 | 59.00元 | |

国际文化出版公司
北京朝阳区东土城路乙9号　　　　　　邮编：100013
总编室：（010）64270995　　　　　传真：（010）64270995
销售热线：（010）64271187
传真：（010）64271187-800
E-mail：icpc@95777.sina.net

致所有睡眠不足的父母

这是一种温和的、科学的方法，可以帮助你的宝宝整晚安睡

索菲亚·阿克塞尔罗德博士

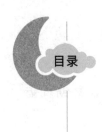

**目录**

# 睡眠的科学

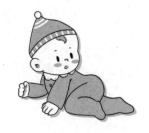

# 第一步：
## 创造理想的光线和睡眠环境

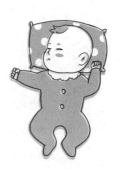

# 第二步：
## 制订理想的睡眠和小睡时间表

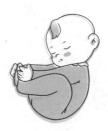

# 第三步：
# 教宝宝整晚安睡

# 解决常见的睡眠问题

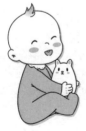

# 周末、假期与时区变化

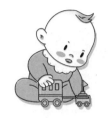

# 你家宝宝的睡眠解决方案

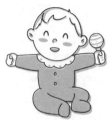

2017 年的瑞典皇家科学院，当我注视着我的导师——因发现引导我们睡眠行为的基因而获得诺贝尔生理学或医学奖的生物学家迈克尔·杨的时候，我心心念念的却是，此时在纽约家中，我的丈夫是否记得打开红光灯来哄女儿睡觉。这从何说起呢？其实杨和他的同事迈克尔·罗斯巴什以及杰弗里·霍尔因为这项发现而赢得了这个奖项的同时，也启发了我去做一些新的尝试。从 2012 年开始，我先是在纽约洛克菲勒大学杨的遗传学实验室做博士后，后担任他的研究助理。杨的研究结果表明，人的清醒和睡眠周期是由一些基因调节和控制的，而我们可以通过一个简单的方法来影响这些基因，即控制人所接受的光照。

你可能会纳闷，这和我丈夫，还有我家婴儿室的红光灯，有什么关系？请听我慢慢道来。我是一个睡眠科学家，同时也是两个孩子的母亲，所以我能亲身体会当你的宝宝整晚不睡觉时你也被剥夺睡眠的那种痛苦，以及照顾一个每隔几小时就醒一次的新生儿的那种劳累。我们都有过这样的经历——凌晨 2 点，你正熟睡着，突然被宝宝撕心裂肺的哭声惊醒，那声音听起来像是处于极度的绝望之中。你这时昏昏沉沉、晕头转向，看了看这个时间，只能叹口气，爬起来，跌跌撞撞地扑进婴儿室，你很想搞清楚在这种不可能又饿了的情况下孩子到底为何如此不安。我曾经也经历这个阶段，由于长期睡眠不足，我一直生活在持续的"脑雾"状态中，这太可怕了。我非常讨厌那种感觉，因此我绞尽脑汁想解决孩子的睡眠问题。最后，我成功了——因为我运用了睡眠的科学。

在洛克菲勒大学的实验室里，我们研究睡眠的基本原理，探索人为什么需要睡觉，睡眠是如何被调节的，以及睡眠不足会有哪些后果。得益于科学的进步，以及我们实验室和世界各地睡眠专家们的研究，我们现在对睡眠科学了解甚多，不必再用过去那套新手父母很难上手的"睡眠训练法"。本书将为你提供一个科学的指导方案，帮助你的宝宝整晚安睡，并且轻松养成终生受用的、健康的睡眠习惯。在这个科学的方案中，宝宝会自然产生睡意，你不用和他对着干。这是一种凭直觉就可以操作的温和的方法，不用强迫，也没有难度。

使用本书列出的方法，可以让宝宝在 16 周大时每晚睡足

7 小时。之所以这么说，是因为我已经在我的两个孩子身上尝试过了；那些接受我的婴儿睡眠指导的客户也尝试过了，并且屡试不爽。当我的第一个孩子——女儿莉娅出生时，我完全不知该如何让她在晚上睡个安稳觉。但我慢慢地把实验室研究的某些成果运用到莉娅的日常睡眠中，并利用我在实验室学到的知识来减少她在夜间醒来的次数，以帮助她在吃奶后更快入睡。这些方法效果非常好。莉娅稍大一些后，我又有了一个孩子，我继续完善这些方法，将科学研究得出的结论与我在实践中的观察相结合，总结出一个简单的方法。现在，有了 5 年带两个宝宝的经验，还有后续很多成功的案例，我坚信睡眠科学可以帮助你的宝宝更快、更轻松地一觉睡到天亮。我已经把睡眠的科学理论转化成了一个父母们在生活中都可以操作的方案，现在我很高兴来和大家分享这个方案。

本书的方法基于科学研究成果，因此在解决婴儿的睡眠问题上独具优势。那么，婴儿的睡眠常出现哪些问题呢？来听听我指导的那些家长都是怎么说的吧：

"一直以来都是这样，想让他小睡一下简直是不可能的。"

"她晚上每隔一小时就会哭闹要吃奶。"

"我 3 岁的孩子从出生起就睡得很好，但第二个宝宝就没这么幸运了！帮帮我吧！"

"我太累了，总是忘记一些重要的事情。"

"哄他入睡是每天的头疼事。"

这些问题是不是很耳熟？你是不是也有类似的问题？下面这些呢？

"今天他早上5点就醒了。"

"今天早上我让她多睡了一会儿。"

"他昨天下午没睡。"

"她昨晚早睡了一个小时。"

"只要他累了，我就让他睡觉。"

"今天是周末！管他睡得好不好。"

"现在是在度假！管他睡得好不好。"

"她在学走路，所以睡得更不好了。"

"孩子和孩子不一样，我儿子就是睡不好。"

这些睡眠问题和关于宝宝睡眠情况的讨论实在是太常见了——我在做咨询指导时每天都能听到。所有这些，都显示出婴儿作息无规律、昼夜节律紊乱的问题，和父母对婴儿睡眠本质的不了解。婴儿睡眠时间不规律的情况非常普遍，这给父母造成了严重的困扰。本书将帮助你了解并解决这些问题。

## 基于科学的新方案

虽然已有无数关于婴儿睡眠的书籍和文章，但本书涉及的有关睡眠的研究和科学知识，能帮助你了解哪些因素会影响婴儿睡眠，而哪些不会。关于"如何让婴儿整晚安睡"和"什么方法最适合婴儿"的讨论，有大量相互矛盾的声音。一些专家提倡由"婴儿主导"的进食和睡眠，但也有专家主张严格的作息规律。此外，和孩子一起睡、抱着孩子睡、喂奶让孩子睡、让孩子哭累了睡等方法都有其坚定的追随者，也都有充分的理由来证明此种方法对婴儿的健康至关重要。

父母们之所以感到无所适从，并非因为缺乏方法。相反，方法无处不在——从互联网、从书中，人人都可获取。许多父母就是这样做的，他们读了很多书，试图找到答案。我也曾是其中一员。但问题是，这些方法时有冲突，都无法清晰地给出使婴儿作息规律、整晚安睡的极佳方案。每位写育儿书、育儿文章的作者都有自己的执念，想法各异。所以父母们就会去尝试不同的方法，而这些方法却不一定奏效。由于在婴儿睡眠领域，科学知识还没有转化为常识，父母们就只能因为不知道哪一种方法更好而在各种方法之间转换。

是时候让我们跟上最前沿的科学去了解婴儿的睡眠问题

了。这和卫生学的发展史并无太大不同。多年以来，许多病症产生的真正原因不为人所知，因为造成病症的细菌无法用肉眼看到。就在 200 年前，有些国家的人们认为用水洗澡是不好的，因为水被认为是有毒的。但是今天，得益于科学技术的进步，我们知道很多细菌会让我们生病，还知道可以通过经常洗手来预防疾病。知识就是力量。

本书将为你提供帮助婴儿整晚安睡所需的知识。我的指导方案以生物学为基础，且基于过去 50 年对昼夜节律和睡眠研究的科学发现。在迈克尔·杨的实验室工作期间，我掌握了关于睡眠问题的海量的一手数据，这些数据让我相信的确有一些关键因素会对睡眠的调节产生影响。我们要做的就是把这些数据转化到日常生活中，好在这并不难。

要想成功地训练婴儿入睡，离不开两个要点：正确的方法和纪律。怎么确定我的方法就一定能奇迹般地帮助你的宝宝作息规律，轻松舒适地一觉睡到天亮呢？要知道，其他方法最坏的情况可能是基于人们的个人观点，最好的情况也不过是基于儿科医生对健康的考量。我的方法则不同，它是建立在我们身体和大脑的基本生物学事实上的。科学已经揭示了许多人类身体内部运转的奥秘，有些运转机制已经进化了数百万年，我只是向前迈进了一步，把它们应用到了婴儿睡眠中。为了帮助婴儿形成稳定的睡眠习惯，我们需要做的就是好好利用这些科学知识。

影响睡眠的主要因素有两个：环境条件（尤其是光线）和睡眠行为。环境和行为共同作用，从而影响婴儿的睡眠时长和睡眠质量。为了成功训练婴儿入睡，除了将科学知识转化为简单的实操方案以外，我还会帮助你掌握一项最重要的技能：纪律。

一旦了解了这个指导方案背后的科学知识和方法论，你就会明白本书中的方法为什么能带领你和你的宝宝走上整晚安睡的"康庄大道"。

## 我们对睡眠的了解

我所在的实验室专注于研究昼夜节律和睡眠，我的导师迈克尔·杨更是毕生致力于这一领域，并获得了 2017 年诺贝尔生理学或医学奖。35 年前，杨和他的研究团队发现，在黑腹果蝇身上存在一种基因，它能够调节多项昼夜节律行为，其中就包括睡眠规律。多年来，实验室的研究帮助我们详尽地掌握了控制睡眠行为的分子机制。

这项研究令人惊讶的发现之一是，调节果蝇睡眠的基因存在于地球上所有的动植物中。事实上，这些基因的进化是为了适应地球的自转和它围绕太阳的公转。这些基因被称为时钟基因，它们在我们身体内的大多数细胞中都发挥着作用。这些身体里的时钟是如何知道时间的呢？大脑中有一个叫作视交叉上核（SCN）的区域，专门负责我们体内的计时，因此又被称为"主生物钟"，或者"起搏器"。这个主生物钟里的时钟基因负责告诉我们身体内所有的细胞现在是什么时间，并调节着我们的生理机能和行为，其中就包括睡眠。

特别有趣的是，光线能对主生物钟产生影响，从而调节我们的睡眠。主生物钟通过我们眼睛里的特殊细胞来与外界的光暗周期同步——这些特殊细胞将一天中的时间信息传输给大脑——这一规律也适用于婴儿，实际上婴儿比成年人对光更敏感。因此，我的方法很大一部分是控制光对婴儿的照射。在"睡眠的科学"一章中，我将详细介绍影响睡眠的各种因素，这些因素是该指导方案的支柱。

## 制订时间表的重要性

当我的第一个孩子莉娅出生时，也就是你现在正在阅读的指导方案被制订出之前，我身边充斥着大量相互矛盾的信息。我们给莉娅找了个保姆，一位非常可爱的俄罗斯女士，名叫娜迪亚（为保护隐私，此处用了化名）。在莉娅3个月大时，她开始在我上班的时候帮忙照看她。那时，莉娅的小睡和就寝时间还有些不规律，我犹豫着要不要给她制订一个时间表。娜迪亚告诉我，对婴儿来说，最重要的是每天活动要有规律。当时我不置可否，但现在我知道她是百分之百正确的。

对于母亲来说，给孩子强加一个时间表似乎让人感觉不那么合理。你可能会担心把宝宝从小睡中叫醒会剥夺他的睡眠，或根据时间表推迟喂食会让他挨饿。而事实上，从婴儿几周大时起就坚持固定的时间安排不仅是可行的，而且还将帮助婴儿和父母知道每时每刻正在发生什么，以及接下来会发生什么。坚持一个固定的时间表，有规律的小睡、就寝和起床很重要。在这本书中，我会解释为什么纪律至关重要，为什么重复和规律对于我们的目标——让宝宝整夜安睡——必不可少。同样的原则也适用于成年人，只需要稍加实施本书中的建议，你和家人的睡眠质量就会得到极大改善。同时，你的宝宝将有一个有条理的、平和的、睡眠充足的人生起点，这种状态将持续到童年后期甚至成年阶段。

## 如何使用这本书

本书旨在指导你帮助婴儿从 16 周大时起就能睡个安稳觉。书中很多建议都易于遵循，即便这些建议在其他书中并不常见。例如，调整婴儿室灯光、调节照明时间，这些都会对婴儿的睡眠产生根本性的影响。以下是本书的内容概要。

本书的前三部分构成了我的婴儿睡眠指导方案的基础。首先，我会解释睡眠的科学，以此为之后的具体建议提供实施依据。一旦你了解了我们为什么会睡觉、如何睡觉以及什么会干扰睡眠，我的指导方案就会变得非常有意义。

第一步，我给出了易于遵循的方案，帮助你优化婴儿室或婴儿的睡眠空间，帮其养成良好的睡眠习惯。

第二步，我会解释如何制订一个时间表来强化这些习惯，并帮助你和你的宝宝形成一个能优化睡眠的日常惯例。

第三步，我会带你了解我提出的非常温和而又科学的睡眠训练方法。

我是一名睡眠顾问，同时也是一位妈妈。我的目标是尽可能不让这些方法成为你和宝宝的负担。因此，虽然我鼓励睡眠训练，但我认为没必要让你的宝宝因此而长时间哭泣。在这个阶段，你可以做出很多环境和生活方式的改变来帮助宝宝识别白天和夜晚。这些变化将有助于"温和睡眠训练"，使宝宝不哭不闹地乖乖睡觉。

　　最后三个部分将帮助你对指导方案进行个性化设置，并解决相关问题。我列举了一些常见的问题，比如睡眠倒退，孩子长大后睡眠时间变短时该如何调整时间表，以及如何为旅行和其他可能干扰睡眠的活动做好准备，尤其是需要跨越时区的时候。我也会揭示一些常见的误区，比如解释为什么如果婴儿长时间小睡影响了他晚上的睡眠时，叫醒他实际上是一件好事。

　　婴儿睡眠的成功案例在本书中随处可见。这些案例都来自我指导过的家庭，是对不同婴儿睡眠问题的真实记录（为保护隐私，人名均为化名）。本书还提供了解决这些问题的方法。希望这些案例可以鼓励你，同时也帮助你成为应对自己宝宝睡眠问题的行家。在阅读中，你也可以思考一下：你能解决案例中婴儿的睡眠问题吗？你可能会在一些案例中发现自己宝宝的睡眠问题，并学习哪些方法可行，哪些不可行。最重要的是，你会发现，我们总是把相同的三个步骤运用于所有的婴儿，即创造理想的光线和睡眠环境，制订理想的时间表，然后再进行温和的睡眠训练。不用考虑宝宝们的年龄和具体的睡眠问题，我的方法是可以帮助你解决宝宝现在以及将来会面临的绝大多数睡眠问题。同时也希望你能够领会这个循环模式，了解每一步的操作方法，并且信心满满地知道如何去做，一步步正确地让自己也睡得更好。

也许等你看完这本书，就会成为婴儿睡眠的"专家"了。本书的目标不是让你遵循严格的规则，而是给你一些知识和方法，让你自信地为你自己和宝宝养成最好的作息规律和习惯。我的指导方案是让你的宝宝在晚上能尽快轻松入睡。但是，当你采纳我的建议时，我希望你能根据自己的直觉，对我的指导方案做出适当修改以适应你的宝宝的需求。

## 相信你的直觉

当我怀第一个孩子的时候，我向姐姐寻求建议——她是四个孩子的母亲。我希望她能推荐一本书或者一种育儿方法，但她却告诉我要遵循自己的直觉。当时我不知其意，但孩子出生后，我开始明白了。

鸡尾酒会调动荷尔蒙，导致大脑连接和大脑活动发生改变。怀孕期间，我们也会经历同样的改变。这些改变意味着什么？新手爸爸妈妈们比那些还没有宝宝的男人女人们能更强烈地感受到新生儿的哭声。2015 年，美国纽约大学的研究人员进行了一项巧妙的研究，揭示了为什么会有这样的差异。和人类婴儿一样，幼鼠也会哭着找妈妈。没有生育过的老鼠会无视幼鼠的哭声，而刚生育的母鼠则会立即来到幼鼠身边照顾它们。事实证明，这种行为是由"拥抱荷尔蒙"这种催产素引起的。新父母（不管是鼠类还是人类）体内的这种激素水平都很高。研究表明，这种催产素在大脑的听觉皮层特别活跃，这便加强了老鼠对幼鼠哭声的反应能力。将催产素注入没有生育过的老鼠的听觉皮层则可以完全改变它们的行为：它们不再冷漠，而是表现出与刚生育过的母鼠一样的关心反应——去照顾幼鼠。

我住在美国纽约，我们的公寓很嘈杂，所以我晚上睡觉都戴着耳塞。当有了莉娅并把她挪到她自己的房间后，我不确定是否还应戴着耳塞睡觉，因为我担心听不到她的哭声。她的房间和我的卧室隔着一条过道。然而事实证明，不管我有多累，不管我睡得有多沉，哪怕她最轻微的哭声，都是对我大脑的强烈冲击，让我完全清醒——哪怕我戴着耳塞。

新手妈妈们表示她们对所有宝宝的哭声都更敏感，我可以证明这一点。当我听到婴儿啼哭时，即使那不是我的孩子，我也很难听而不闻。我清楚地记得在我有孩子之前，有一次听到一个婴儿的哭闹声，那声音很讨厌，让我想赶快离开，可放到现在，我一定会去照顾这个孩子。

虽然这种高度的敏感性听起来令人不安，但它实际上是促进母亲和婴儿之间联系的一个重要方式。通过如此强烈地感受婴儿的啼哭，你也会感同身受，你会非常专注于帮助他，关注他的需求。敏感性的增加会使你更善于观察。你的注意力会聚焦于婴儿，仔细地观察他，试图明白他想要什么。很快，你就能学会解读宝宝的示意，知道他的需求——即使他还不会说话，不会指指点点，也不会控制自己的任何动作。从随机信号中分辨出重要信号变得越来越容易，你对宝宝状态的感知也越来越好。在宝宝刚出生的那几天、那几周你会经历很多摸索和失败，但最初的积极思考——"他饿了吗？他困了吗？也许他冷了！"——最终会变成你对面前那个小家伙深深的理解。用不了多久，你就能凭直觉知道宝宝想要什么——至少大多数时候是这样的。

我记得在莉娅只有一两个月大的时候，她正惬意地躺在客厅的婴儿秋千床上，不知为何突然哭了起来。我妈妈当时也在，她想通过和莉娅玩来分散她的注意力，她认为宝宝也许是觉得无聊了。我看了看莉娅，立刻意识到她困了，她哭是因为她想睡觉。这不是预感，我确信她累了，需要睡觉。这不是一个思维过程，而是一种直觉。事实上，我几乎觉得她是在跟我说话。请注意，我并没有听到说话声。这不是幻觉，而是她哭泣的声调，她的面部表情，她的一举一动，这一切都在清晰地向我传递信息，仿佛在说："妈妈，我困了。带我上床睡觉吧。"

## 适时调整指导方案

大自然想出了一个巧妙的办法来确保我们可以照顾好后代，通过成为父亲或母亲来释放自身的资源，如果利用好这些资源，那么照顾好后代就不成问题。这意味着什么呢？这意味着没有人会像你一样了解你的宝宝，如果你觉得宝宝需要什么，或者有什么地方不对劲，那么不要压抑这种感觉，即使别人不这么认为。

初为父母，一定会在保护和放手之间摇摆不定，没有什么比努力让婴儿睡个安稳觉这个过程更能说明这一点了。本书的指导方案遵循大自然的规律，帮助婴儿适应自然的睡眠节奏。婴儿睡不好或经常哭闹有多种原因，未必与睡眠节奏混乱和缺乏规律有关。他可能太热或太冷，他的衣服可能太扎，他可能生病了，或者他可能因为打了疫苗而感觉不舒服，所有这些（还有更多）原因都会让婴儿哭闹，让他睡不着。初为父母，你自然会试图寻找任何干扰宝宝安乐的因素，并消除这些干扰。如果你觉得有什么不对劲，或感到焦虑、担心，那么请先忽略我的指导。

我在编写本书时考虑到了这些可能性，因此书中的方案都可以进行相应的修改。例如，如果你的宝宝生病了，可能会需要更多的安慰、关注和护理。生病的婴儿一般需要更多的睡眠，因为他在和病魔做斗争，无论白天还是晚上都会睡得更多。如果是这种情况，你应该让你的宝宝小睡的时间长一点，晚上睡觉早一点，睡得久一点，而不是完全遵循我的时间表。换句话说，暂时搁置我的指导方案。几天后，等他恢复健康，精力充沛时再恢复正常的睡眠时间，回归常规作息。最重要的是，在这些时候不要对睡眠训练的事感到焦虑。因为生病而打乱宝宝几天的睡眠时间并不会影响他的正常作息，一旦病好了，通常会立即恢复既定的作息习惯。

我很感激你能拿起这本书，把宝宝的睡眠托付给我。现在是时候开始了！我很高兴能和你分享一些有趣的研究，正是这些研究促成了本书中所建议的方法的形成，你也能更好地理解这个方法是如何运作的，以及为何会如此有效。

特别提示：为简化起见，整本书我用"妈妈们"来称呼大家，而不是"妈妈们和爸爸们"。即使你不是一位妈妈，也同样欢迎你来阅读本书。本书面向每一位照顾或有兴趣照顾婴幼儿的人。

要点回顾

- 我所在实验室的诺贝尔获奖研究指出：光是睡眠的主要调节器。
- 了解睡眠的科学会使父母更强大。
- 父母的大脑会发生生物学改变，以形成对婴儿需求的直觉理解。

睡眠的科学

为了让你的宝宝整晚都能睡得安稳，必须先了解我们为什么会熟睡，又为什么会被惊扰。因此在第一部分，我将分享我们从科学研究中了解到的有关日常作息和睡眠的知识，以及如何通过具体的、易于遵循的规则来应用这些知识，从而改善婴儿的睡眠。读完这部分，你会明白为什么光对我们的身体有着深刻的影响，你还会知道影响睡眠规律和睡眠时长的因素其实屈指可数，而且完全能被我们控制。

为了有效分享这些知识，我将带你进入睡眠研究这个神奇的世界，向你展示世界各地的科学家如何解决人体生物学中一些重要的问题。这一趟科学之旅将带我们见识到许多年前的昆虫实验，以及近期完成的人体实验。上完激素生物学速成课后，你就会知道我们为什么要让并且如何让婴儿的褪黑素——一种强大的睡眠激素——在晚上保持高水平。

一旦你了解了睡眠的科学，就可以把这些知识应用到我们自身以及宝宝的日常生活中。你将学习如何有效地利用光，以及如何安排有利于你和宝宝的日程。我们将把科学知识逐步转化为实用常识，并将广泛的研究成果聚焦在 3 个具体的重点研究领域：光线和睡眠环境、小睡和时间安排、如何整晚安睡。你会发现，只要在家里做一些细微的调整就能显著地改善婴儿的睡眠，因为这些调整切中睡眠问题的要害。

首先，让我们深入了解一下睡眠本身吧。

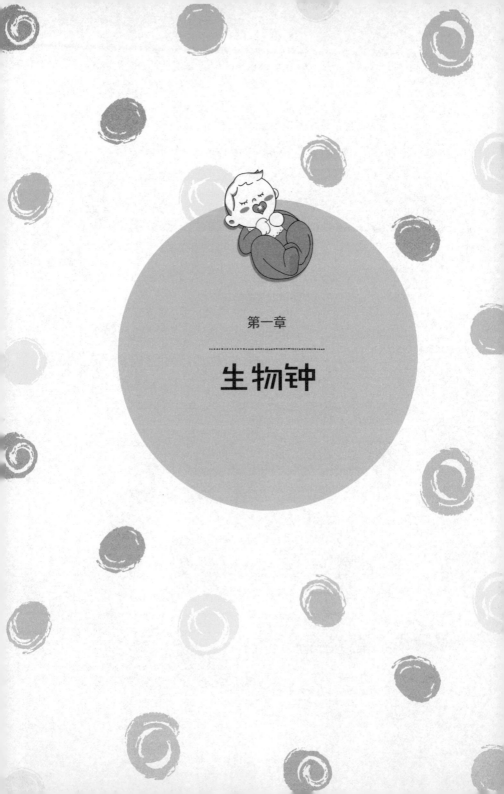

第一章

生物钟

在得知自己获得 2017 年诺贝尔生理学或医学奖的那天，迈克尔·杨在洛克菲勒大学教师俱乐部里的即兴庆祝活动中分享了一个有趣的事：想当初，人们对生物分子钟掌控我们的睡眠及其他行为的看法嗤之以鼻。"基因调节行为？没人会相信。"然而，超过 35 年的研究表明，我们的清醒 / 睡眠周期（以及大多数其他生理功能和行为）确实受到这个分子钟的调节，这一成果最初是杨和其他一些研究者在果蝇身上发现的。这个时钟就是本书的基础。在这一章中，我将阐述它背后的科学原理，包括它的组成部分，它存在于何处，以及影响它的因素。

我们每个人身体里都有一个时钟。正如第 005 页的"生物钟"插图所示，这个钟帮助我们通过调节行为和身体机能来安排日常活动——它告诉我们晚上睡觉、早上起床；它告诉我们要吃早餐、午餐和晚餐；它让我们的身体在这些时间里做好吸收和消化食物的最佳准备（比如在吃饭时间感到饥饿并做好消化准备）；它调节我们的体温和免疫系统。我们的各种精神状态，包括情绪、警觉度和干劲，都在一天中不断变化，并受到内部生物钟的调节。但生物钟究竟是何方神圣？它又是由什么控制的呢？

生物钟的自然节律中，不仅有最佳睡眠时间（晚上），还有最佳运动时间（下午）和最佳排便时间（早上）。这种日常生活规律的学名是昼夜节律（circadian rhythm），源自拉丁语 circa（大约）和 diem（一天），加在一起，意思是"大约一天"，因为我们一个循环周期的总时长就是"大约一天"。我们体内几乎所有的生理过程都受昼夜节律的支配。

所有动物，甚至植物，都有一个生物钟，它帮助地球上的所有生命为白天的阳光和热量、夜晚的黑暗和寒冷做好准备。植物需要调整叶子的方向，以便在被第一缕阳光照射到时就能开始光合作用。食肉动物利用生物钟来判断什么时候猎食，在哪里猎食，例如，如果羚羊总是在黄昏时出现在河边，狮子就应该提前来到水源地，以免错过猎物。在纬度较高的地区，动物需要在日落前找到藏身处，避免夜晚受冻。这仅仅是动物界的几个例子，它们说明了生物钟的功能之一：预测周遭环境的变化。

如果你把一盆植物关在一个永远照射不到阳光、伸手不见五指的黑屋子里，会发生什么？它仍然会将叶子转向其预测的光源方向，在"白天"，叶子会随着虚拟的太阳从房间的一边转向另一边；在"夜晚"，植物收起叶子以保持湿度。

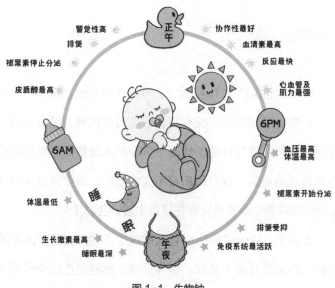

图 1-1　生物钟

>>> 我们体内的生物钟创造了日常生活节奏。它调节着人的睡眠、警觉性、情绪、消化、心率和许多包括免疫系统和激素分泌在内的生理参数。这个钟确保我们在一天中为环境的变化做好最佳准备，比如在晚上睡眠时间感到疲倦，在吃饭时间感到饥饿并做好消化准备。

所有的这一切都发生在完全的黑暗中。最令人惊讶的是，植物只要活着就会持续这样做，只不过，在一片漆黑之中，它的生命不会很长。

你可能会说，这很有趣，但这跟我和我的宝宝有什么关系呢？

## 生物钟的力量

假设你通常晚上 11 点睡觉，早上 7 点起床。现在有这样一个公寓，没有窗户，没有阳光，没有电视机，没有手表，没有互联网，没有其他任何能告诉你时间的物品，但是有电灯和足够的食品，有书籍和看不完的电影，由你自己决定什么时候关灯睡觉。要是让你在这里生活，会怎样？

事实上，这个实验已经有人做过了，并且在多个国家的不同人群中反复做了多次。事实证明，你将完全遵循你原来的生活节奏。不管你在公寓里住多久，每天你依然会在以往的就寝时间上床睡觉，在以往的晨起时间醒来，这就是生物钟的力量。如果我们的小宝宝也是每天晚上 11 点睡觉、早上 7 点起床，这该是一件多么美好的事情啊。

## 生物钟是如何工作的

生物钟是如何工作的？我们又该如何利用生物钟的工作原理让婴儿一觉睡到天亮？由于地球自转一圈需要 24 小时，我们体内的生物钟已经进化形成了一个大约 24 小时的昼夜节律。一个循环的时长是 24 小时，称为一个周期。如果地球自转慢一点，一天的时间就会长一点，我们的周期就可能会超过 24 小时。

是什么驱动我们的生物钟，又是什么告诉我们时间的呢？大约 50 年前，科学家们发现生物钟是由我们体内的一组基因控制的，即生物钟基因。20 世纪 70 年代早期，遗传学家罗恩·科诺普卡和西摩·本泽在美国加州理工学院工作时，提出了这样一个问题：一天当中某个特定时间发生的某些特定行为是否需要基因来调节？他们以一种名叫"黑腹果蝇"的小型果蝇为模型来进行研究，并找到了答案。

在正常的发育过程中，蝇卵会变成幼虫，幼虫吃得很多并长大。7 天后，在蜕变过程中，每只幼虫都会为自己结一个外壳，称为蛹壳。在蛹壳里，幼虫会变成成虫。在产卵 10 天后，成年果蝇就会破壳而出，这一过程被称为羽化。有趣的是，羽化通常只发生在一天中的一个特定时间——清晨——这可能是为了让新生的果蝇在温暖的白天得以舒展翅膀，以使它们在光线充足、天气暖和的时候适应它们的新身体。

为了弄清楚果蝇有规律的清晨羽化时间是否和基因有关，科诺普卡和本泽将果蝇暴露在一种会损伤 DNA（脱氧核糖核酸）的诱变剂中，从而随机干扰单个基因的功能，然后观察这种基因扰动是否会改变果蝇的羽化时间点。果然，有一种基因突变使得果蝇羽化时间规律全无：突变果蝇会随机在白天或晚上羽化，而非像以前一样只在清晨羽化。此外，研究人员还发现了另外两种基因突变，它们并没有扰乱果蝇羽化时间，而是分别将果蝇 24 小时的羽化周期缩短到 19 小时和延长至 28 小时。

在对果蝇的研究中，传统做法是根据基因缺失引起的问题来命名该基因。由于科诺普卡和本泽发现的三种突变会引起行为周期性的改变，科学家们将第一种命名为周期基因，另外两种分别命名为短周期基因和长周期基因。多年后，我的导师迈克尔·杨成为第一个克隆周期基因的人，并据此描述了它的遗传特性。正是这一发现——克隆第一个生物钟基因——让他和两名同事获得了 2017 年的诺贝尔生理学或医学奖。周期基因的发现为认知昼夜节律的遗传基础打开了大门。

在这项开创性工作的基础上，我们实验室以及其他许多实验室都发现了一个负责在我们身体中计时的生物钟基因网络。生物钟基因存在于我们身体内大多数细胞中。每个细胞都有自己的生物钟。这些生物钟是如何同步到一个特定的时间的呢？我们大脑中有一个叫作视交叉上核的结构，被认为是我们身体的主生物钟。视交叉上核神经元的放电频率在昼夜之间波动，白天最高，晚上最低。这一频率会将时间信息传达给大脑的其他部分以及我们所有的器官和组织。

## 洞穴和掩体实验

美国人纳撒尼尔·克莱特曼是第一个测试人类在缺乏24小时社会活动周期的情况下如何行动的研究员。1938年6月至7月期间，克莱特曼与学生在美国肯塔基州的猛犸洞穴中居住了一个月，以此来研究人类的昼夜节律。在这里，他给自己和学生强加了一种虚构的生活规律：一天不是24小时，而是21或28小时。通过监测他们的体温和心率，他希望揭示人类是否会轻易将他们的内源节律，也就是身体内在的节律改变成21或28小时，还是锁定在24小时。

他发现，即使外部环境不支持，人类仍能保持他们的24小时节律——这是内源性昼夜节律存在的明确证据。

20世纪60年代，尤金·阿绍夫博士（德国生理学家）和德国研究人员一起，在德国巴伐利亚州安德希斯镇的一个"二战"地下掩体中建立了一个公寓实验室。受试者可以根据自己的喜好开灯和关灯，并继续他们日常的昼夜活动。许多学生受试者利用他们在掩体里的时间来背书，准备考试。到20世纪80年代初这个项目停止时，已有300多名志愿者参加了"掩体实验"。结论很明确：即使在没有日光的情况下，人类仍保持接近24小时的节律，这进一步证明了人体内部生物钟的存在。

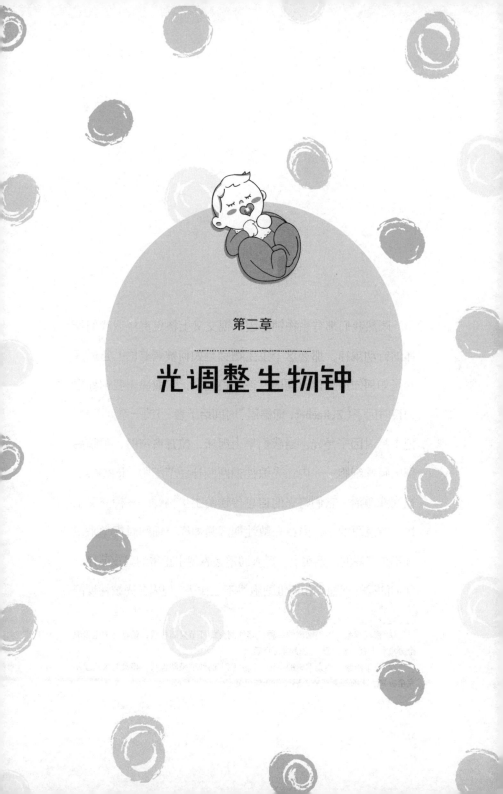

第二章

光调整生物钟

既然我们都有生物钟基因，视交叉上核负责协调我们身体的行动规律，那么这个主生物钟是如何被调整的？它最开始是如何知道具体时间的？答案很复杂，它取决于我们称之为授时因子（Zeitgeber，即德语"时间给予者"）的一系列因素，但主授时因子是光。当我们早上起床，拉开窗帘时，眼睛后部的特殊细胞——内在光敏性视网膜神经节细胞（ipRGCs）被光线激活，它们将光的信息传输给主生物钟——视交叉上核。有意思的是，内在光敏性视网膜神经节细胞对视觉来说并不是必需的。事实上，盲人通常会表现出正常的昼夜节律，他们的视杆细胞①和视锥细胞②不工作了，但内在光敏性视网

---

① 视杆细胞，感光细胞的一种。其外侧突的外节呈圆柱状，膜盘与细胞膜完全分离，上有视紫红质，感受弱光刺激。

② 视锥细胞，感光细胞的一种。其外侧突的外节呈圆锥状，膜盘与细胞膜不完全分离，上有视紫蓝质，感受强光与色觉。

膜神经节细胞仍然在起作用。

一旦内在光敏性视网膜神经节细胞被激活，它们就将光的信息传输给视交叉上核，告诉主生物钟一天已经开始。生物钟被调整，并从这一刻开始计时 24 小时。对于昼夜节律内外偶联（entrainment）良好，也就是每天在同一时间睡觉起床的人来说，即使某天早上闹铃没响、窗帘没拉开，他也会在老时间醒来，感到饥饿，然后起床、煮咖啡、吃早餐、排便、上班等。

内外偶联是一个科学术语，指的是生物钟与某一特定生活规律同步的过程。为了让生物钟更好地运转，我们必须给它提供授时因子。主授时因子是光，但所有的光都能调整生物钟吗？答案是否定的。并非所有的光都是一样的。有三个因素对于生物钟的调整至关重要：

1. 光照时间
2. 光照强度
3. 光的波长或颜色

## 科学术语

**昼夜节律**：行为或生理参数的 24 小时循环。遵循昼夜节律的行为包括睡眠、活动、进食和排便。遵循昼夜节律的生理参数包括体温、皮质醇水平、血压、褪黑素水平和睾丸素水平。

**周期**：昼夜节律中一个循环的持续时间。人类的周期平均为 24.2 小时，个体差异很小。

**授时因子**：将周期调整为特定时间的外部因素。光是最强大的授时因子，另外还有温度和食物。

**相位**：周期与实际时间或另一个振荡参数的关系。

**相移**：将相位调整到不同的授时因子（通常是光）的模式。穿越时区会导致相移，在此期间，人的相位会调整以适应当地时间。当这种情况发生时，我们就会经历时差反应。夜班工人被相移到了正常的光暗周期。

**内外偶联**：将相位与授时因子（通常是光）校准的过程。时差使人体进入到一个新的相位。身体的相位与当地的相位不一致，直至内外偶联完成。内外偶联进入不同相位所需的时间主要取决于光刺激的强度和时机。

**振幅**：昼夜节律的强度。高振幅常见于那些即使没有闹钟，每天仍在同一时间睡觉和起床的人。

**内在光敏性视网膜神经节细胞（ipRGCs）**：位于眼睛后部的特殊细胞，被光激活后会将光信息传输给视交叉上核。

**视交叉上核（SCN）**：下丘脑的一部分，是哺乳动物前脑的解剖结构。视交叉上核接收来自内在光敏性视网膜神经节细胞的光信息，使其细胞被激活，并将一天中的时间信息传递给身体的其他部位，因此也被称为主生物钟。

## 光照强度和光照时间

为了测试不同光照强度对人体昼夜节律的影响，美国哈佛医学院的查尔斯·切斯勒和他的同事们尝试着在一天的不同时段将受试者暴露于不同强度的光照下，以此来改变人的活动节奏。结果表明，在夜晚开始时照射在受试者身上的强光会使他们的整个节奏调整到稍晚相位，但清晨的光线却相反，会将其调整到稍早相位。如果连续 3 天在夜晚开始或结束时使用强光，会发生长达 12 小时的大幅相移，这说明了光有着巨大的能量。仅通过光照方式，这些人的相位就被有效转移了，如同生活在地球另一面的时区中。当人们本应该照常处于黑暗之中时，哪怕只有一次光照，相移同样也会发生。夜晚的光照会导致相位延迟最长达 3 个半小时，而早晨的光照则会使相位提前最长达两小时。

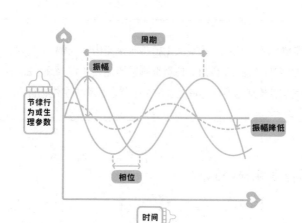

图 2-1　昼夜节律

>>> 我们的睡眠 - 觉醒周期和许多其他行为及生理参数在昼夜间波动。一个给定参数的两个峰值之间的间隔称为周期，通常为 24 小时。振荡的强度称为振幅，而我们的内部时钟与外部时钟，比如与实际时间或不同时区时间之间的计时关系，叫作相位。在非常时间接触光照，比如穿越时区时，会导致生物钟相位发生变化。每天做同样的事会增加节奏振幅，但是不规则的时间安排以及时差反应、倒班工作，或者更换婴儿床、改变清醒和小睡时间，都会削弱生物钟并降低其振幅。

　　我们为什么必须了解这些？数据显示，如果我们或婴儿的身体在该睡觉的时候被暴露于光照中，昼夜节律就会遭到严重破坏。

## 光的颜色

现在让我们来谈谈对健康节律非常重要的第三个参数：光的颜色。光由对应不同颜色的不同波长组成。这就是为什么棱镜会显示出彩虹的各种色彩，以及晴天的阵雨后也能看到彩虹。但是我们大多数人都不知道日光的光谱组成在一天的时间里会发生变化，如图 2-2 所示。

早晨，阳光中蓝光比例较高，而晚上，蓝光比例下降，红光比例上升，并在日落时达到峰值，此时蓝光几乎消失殆尽，大地沐浴在粉色、橙色和红色的色调中。我们现在知道，实际上对昼夜节律系统和睡眠影响最大的是阳光中的蓝光。当研究人员在相移实验中使用特定波长的光而不是复合白光时，他们发现蓝光是导致相移发生的主力。事实上，只有蓝光足以产生与白光相同幅度的相移，即便是接近于蓝光的绿光，效果也没那么强。研究表明，波长越长，对睡眠的影响就越小，晚上 2 小时明亮的橙色光对睡眠的干扰要远远小于同样 2 小时昏暗的蓝色光。

内在光敏性视网膜神经节细胞中的感光色素对蓝光具有高度选择性，它感应到蓝光后会激活视交叉上核，从而

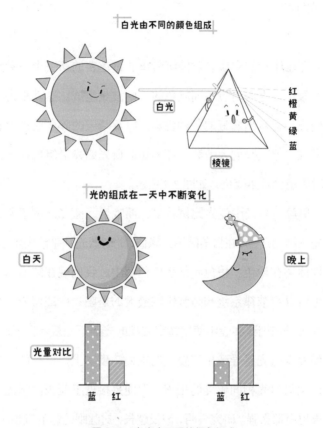

图 2-2　白光由不同的颜色组成

>>> 让日光穿过棱镜,就能揭示其光谱组成。光由不同的波长组成,
对应不同的颜色。白天,阳光中蓝光的比例很高,到了晚上
则有所减少,同时红光的比例增加。

调整生物钟。自然界傍晚的阳光中，更多的是红光，而非蓝光，不足以调整生物钟。那么光是如何调节生物钟的呢？研究表明，视交叉上核神经元的放电脉冲直接影响一种重要的调节睡眠的激素——褪黑素。褪黑素只有在没有光的情况下才会被分泌出来，并在傍晚日落后自然上升，如图 2-3 所示。

人造光，如白炽灯、LED 灯、电视机、平板电脑和智能手机屏幕都会发出不同程度的蓝光，向人体生物钟发出"现在是白天"的信号，因而推迟睡眠时间，同时降低整晚的睡眠质量。近年来，夜间照明，特别是屏幕光的影响，引起科学家和公众的更多关注。现在，许多科学研究都明确表明，富含蓝光的屏幕明显抑制褪黑素分泌，延迟睡眠时间。事实上，2015 年，对 67 项测试屏幕光对儿童影响的研究进行元分析后得出的结论是，90% 的研究表明，晚上看电子屏幕时间过长和睡眠质量不佳之间有关联。

此外，幼童对干扰睡眠的光特别敏感。美国科罗拉多大学博尔德分校的莫妮克·勒博古瓦斯和她的同事们让学龄前儿童站在"光桌"旁，让他们晚上在桌边玩一小时：在空白幻灯片上涂鸦、玩魔力磁贴，以使光照度最大化。结果令人震惊，

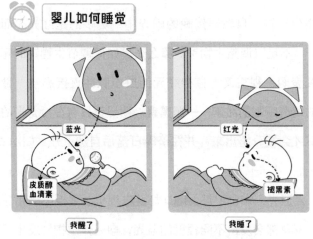

图2-3 蓝光唤醒婴儿，红光促进婴儿睡眠

>>> 日光中大量的蓝光使婴儿无法入睡。因为蓝光提升活化激素——皮质醇和血清素，同时抑制睡眠激素——褪黑素，使得婴儿的警觉性大大提高。到了晚上，蓝光减少，红光增多，褪黑素分泌增加，婴儿就可以入睡了。清晨要避免阳光，因为它会抑制睡眠。

由于身体暴露在光照中，本应在晚上这个时间开始分泌的以帮助孩子入睡的褪黑素，从他们的身体中消失了，即使后来关了灯，褪黑素水平仍然保持在低位。光对孩子的影响比对成年人的影响要大得多。研究人员推测，如果晚间接受光照，孩子们的失眠风险极高。这种易感性可能是因为他们眼睛里负责将外界光线传输到眼睛后部的晶状体比成年人的晶状体更清晰，而随着年龄的增长晶状体会变得浑浊。

虽然目前还没有任何科学研究证实是蓝光而非红光会干扰婴儿睡眠，但我相信会有足够的证据来支持这一假设。更重要的是，我对我的孩子以及许多我指导过的家庭进行了广泛的测试，结果很明显：晚上关闭光源有助于婴儿睡眠。这些发现对本书至关重要，并可以推导出一个简单而有效的法则：晚上不能有蓝光，也就是不能有白光。

## 为什么我们会低估光的强度

我家浴室没有窗户，但是浴室镜子上方有一个 300 瓦的白光灯。这样的浴室灯很普遍，对于在浴室里刷牙、洗脸、刮胡子、化妆、修眉等来说，完全够亮了。但是，每当我在客厅里照着充足自然日光下的镜子时，就会惊讶地发现有很多小眉毛没被修掉。嗯，还有多少脸上的"细节"被忽略掉了？白天我的脸是这样的：毛孔很大，细纹很多，皱纹很深，皮肤不平滑，很有个性。你有没有在大白天照过镜子？那真是令人吃惊。为什么会这样呢？因为我们并没有真正意识到它们的存在，这正如很少有人了解光对昼夜节律和睡眠的巨大影响一样。

我们的知觉完全错误地反映了光的强度。这种曲解有助于我们在光照强度完全不同的环境中无缝切换。

我曾经做过一个调查，我问同事，办公室的照明和阴天户外的日光，客厅照明和清晨的阳光，哪个更亮？结果真的很令人震惊，我们对不同强度的光的感知基本上是相似的：从最昏暗的光到最明亮的光，从月光到耀眼的阳光，基于周围的光线条件，我们最多只能感知到5倍的差异。然而不同照明条件下的光强度间的实际差异很大，甚至存在多倍的差异：客厅灯光实际上比月光亮10倍，办公室灯光实际上比客厅灯光亮10倍，阴天的户外光比办公室灯光亮5倍，晴天比阴天亮6倍。这样一来，客厅灯光和晴天的户外光的亮度之差是300倍，而不是我的同事们之前认为的5倍。我们根本感觉不到阳光比办公室光线强太多，在阴暗的环境中我们也能看得很清楚。

维泽斯基和史泰鲁斯在《色彩科学》杂志上描述了研究人员是如何准确测定我们对光强度的低估程度的。通过给人们分发不同光强度的小贴片，同时考虑周围环境的光强度因素，他们得出结论，当亮度增加了千倍时，比如从月光到日光，我们却只能感知到10倍的变化。而更小的差异，比如浴室或厨房与阴天之间10倍的光强度差异，我们根本感觉不到。

这个不寻常的过程被称为适应，让我们能够在迥然不同的光照环境中来回切换——这是一件幸事。但在这个电灯无处不在的时代，这也是一种不幸，因为我们无法感知每天都接触到的光照强度的变化幅度，因此本能地否认光是妨碍睡眠的因素。然而，我们的昼夜节律系统——内在光敏性视网膜神经节细胞和视交叉上核——却能实实在在地感知光的真正强度，并且经过数百万年的进化，只以一种方式对光做出反应：天亮了，我们该醒了。而且，昼夜节律系统对光非常敏感，烛光般昏暗的光，蓝光极少，却足以改变生物钟；与普通客厅照明强度相同的光足以引起时差型相移。这一切对我们的宝宝意味着什么？很简单！如果想让宝宝睡觉，就必须摒除一切蓝光。

我知道你们在想什么：如果我的宝宝能整晚安睡，那当然太好了，但如果不能开灯，我们怎么给宝宝喂奶、换尿布，怎样安抚宝宝呢？有一个简单的办法：使用红光灯。红光灯不会影响内在光敏性视网膜神经节细胞、视交叉上核、褪黑素水平，也就不会影响睡眠。把普通灯泡换成红光灯泡，在就寝时和晚上醒来时使用。

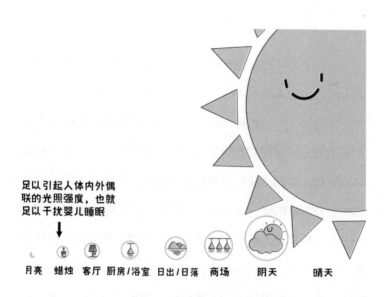

足以引起人体内外偶
联的光照强度，也就
足以干扰婴儿睡眠

月亮　蜡烛　客厅　厨房/浴室　日出/日落　商场　　阴天　　晴天

图2-4　不同光照的亮度对比

>>> 这些圆圈的大小表示来自不同光源的光之间的相对强度。我
们的视觉能高度适应不同的照明条件，这使得我们能在黑暗
和明亮的环境间无缝切换。由于这种适应能力，我们将迥然
不同的光环境感知为相似的亮度。我们可能认为阳光比客厅
的光亮 10 倍，但事实上要亮 1000 倍。我们也低估了光对
昼夜节律系统的影响。烛光般昏暗的光线就足以改变我们的
睡眠 - 觉醒周期。我们的眼睛和大脑对光就是如此敏感。也
就是说，如果你不想让比蜡烛要亮得多的清晨的阳光改变婴
儿的生物钟，你就应该把他的卧室布置得漆黑一片。

　　既然我们已经了解如何处理夜间喂食时的灯光，现在是
时候解决婴儿睡眠的另一个常见问题了：醒得太早。正如夜

间必须避免蓝光和白光一样，如果你想让宝宝在黎明后继续睡觉，就不能有这个想法——清晨透过百叶窗的"微"光不会影响宝宝睡眠。其实，这个"微"光比你客厅的光亮 40 到 100 倍，比把生物钟调成黎明即一天的开始所需的光量要多 100 到 1000 倍。你希望这样吗？如果不希望——如果你想像我一样一觉睡到早上 8 点——那就买好一点的遮光百叶窗。（见本书第二十四章"婴儿实用品"的推荐。）

 案例：

  我同事艾伦有一个 3 岁的孩子迪伦，每天凌晨 5 点醒来。艾伦告诉我，这其实已经比以前好多了，以前他凌晨 4 点就醒了。我的第一个问题是：你有遮光百叶窗吗？她说没有，她只有浅色的窗帘。她从未意识到儿子早醒的原因其实是照进他卧室的晨光。我摆出了我的建议的科学依据，并说服她试着用遮光百叶窗。结果用了之后，她儿子早上睡得更久了，她和丈夫也因此能好好补上一觉了。

## 食物也是授时因子

光是最强大的授时因子，但其他授时因子也会影响生物钟。事实上，我们经常做的每件事几乎都可以被视为授时因子。如果我们每天都在特定的时间吃饭，那么这些吃饭的时间就会成为授时因子，我们的身体就会在这个时间期待食物。观察你的宠物猫狗是如何为进食做好准备的：它们的身体知道什么时候会被喂食，这不仅表现为每到午餐时间就会感到饥饿，也表现为在期待食物摄入时发生的一系列生理变化。

事实上，美国印第安纳大学心理和大脑科学系的研究人员在 1995 年发现，当夜间活动的老鼠在通常熟睡的白天被喂食时，就会慢慢形成所谓的预期行为——它们期待进食，所以它们从沉睡中醒来，开始兴奋地窜来窜去。人类也一样，如果进食时间改变，新陈代谢的节奏也会改变。2017 年，英国研究人员发现，吃饭时间延后 5 小时会导致新陈代谢推迟。

有趣的是，除非实验一直在黑暗的环境中进行，否则行为和睡意，以及视交叉上核神经元的分子节律，会停留在内外偶联完成了的光相位，不会转移到改变之后的进食相位。相反，负责消化的肝脏的节律则开始在不同的时间区域运转，这使得大脑的主生物钟和消化系统生物钟不同步。如果光暗周期保持不变，在不同相位进食会导致代谢相移，但不会改变睡眠行为。

没有光，一切都大为不同。如果鼠类身处持续的黑暗中，在不同的饲喂时间进食，那么整个节奏就会发生变化——包括它们的睡眠－觉醒周期。这表明，食物可以作为一个实际的授时因子，给昼夜节律的各个层面传达指令，但只发生在万能的光不存在的情况下。光是最强大的授时因子。

那么，如果你的进食节律保持良好，会发生什么呢？吃饭时间到时，胃会产生胃酸，胆囊会产生胆汁，肝脏会加速产生消化酶，肾脏会为盐的排泄做好准备。身体的所有系统都为充分消化食物做好了准备。在进食节律良好的情况下，不吃饭会让人感到很不舒服，在非进食时间吃饭会干扰注意力及睡眠，或导致消化系统紊乱，例如胃胀。

这就是为什么制订一个进食时间表会有益于你的宝宝，因为他会得到满足，只在进食时间感到饥饿。否则就会引起他莫名的不适，导致宝宝不停地哭闹，大人又不断地喂食。

事实上，当我指导的父母被告知要定时给宝宝喂食，而不是他想吃就喂时，孩子白天哭闹的情况大为减少，夜间的睡眠也得到了改善。

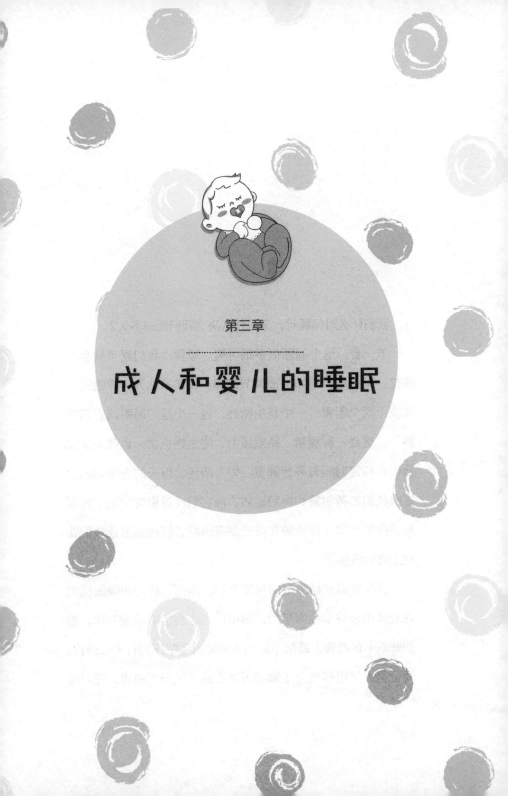

第三章

成人和婴儿的睡眠

我们什么时候睡觉，又是什么决定我们能睡多久？

乍一看，这个问题似乎很可笑。毕竟，我们累了就会去睡觉。但是疲劳是如何被调节的呢？科学家认为，睡眠时间取决于两个因素：一个是生物钟，另一个是"睡眠同态调节器"，这是一种测量"睡眠压力"的生物机制，也就是测量我们在特定时间有多想睡觉。如上所述，每天的光暗周期会影响我们的荷尔蒙和神经递质，而它们反过来又会决定睡眠和清醒的节律。皮质醇在白天促进清醒，而褪黑素让我们在晚上感到倦意。

这些节奏就是睡眠的昼夜节律。然而，我们的睡眠压力在身体中是被单独衡量的，睡眠压力也会影响睡眠节律。那些睡眠不足或晚上睡眠不好的人都知道睡眠压力有多么恐怖。还记得大学里那些为了第二天早上的考试而熬通宵、死记硬背的日子吗？考试结束后，你累瘫了，倒头大睡。虽然才刚过午饭时间，但从昨晚开始你就已经疲惫不堪了，必须得好好补上一觉了。虽然你的皮质醇、血清素和褪黑素的昼夜节律试图明确地告诉你，现在还不是睡觉时间，但你的身体却说："现在就去睡觉。"你困极了，如果你顺从自己的身体，好好睡上一大觉弥补失去的睡眠，之后你就会感觉好多了。我们该如何解释这种现象？

　　研究人员提出了一个模式，在这个模式中，我们的身体会在任何指定的时间内不断测量睡眠需求，即睡眠压力。通常情况下，睡眠压力晚上最高，这与我们的昼夜节律一致。然而，睡眠不足的情况并不会因为补了觉而使睡眠压力降为零，所以不管我们的昼夜节律如何，第二天仍会感到疲倦，因为我们已经累积了睡眠债。在白天睡觉，这被称为睡眠反弹。我们从一种少睡眠、高睡眠压力的状态下恢复过来，身体正在努力消除睡眠压力和睡眠债，即使这种情况并不常有。

　　睡眠反弹被认为是睡眠的特征之一。所有需要睡觉的动物在睡眠不足后都会出现睡眠反弹现象。即便是我的研究对象果蝇，如果晚上不让它们睡觉，它们同样会在第二天早上补觉。你可能会问，我怎么干扰果蝇的睡眠呢？我们有专门的振动器，每隔几秒钟就会轻摇果蝇，唤醒它们。疲惫的果蝇第二天早上会很快睡着，即使这个时候通常它们应该处于活动状态。

为了尽快入睡，我们需要确保昼夜节律和睡眠压力一致。要做到这一点，我们只需在疲累时上床睡个好觉直到第二天早上，但不要睡太久，避免第二天晚上睡觉时没有倦意。我们每天的睡眠总需求必须通过最佳睡眠量来满足，这样才不会睡眠不足。成年人的睡眠需求因人而异，通常在晚间时段内能有 5 ~ 10 小时。一般人的睡眠需求在 24 小时内平均为 7.5 小时。

婴儿每 24 小时的睡眠总需求要高得多。随着发育，他们的睡眠需求也会随之发生变化。我对数万名婴儿和儿童的睡眠数据进行了元分析，计算出特定年龄段儿童所需的睡眠时间（图 3-2）。出生不久，宝宝大部分时间都在睡觉——你可能已经注意到了这一点！随着年龄的增长，婴儿在 24 小时内醒着的时间更多，睡着的时间更少。婴儿越小，他在睡眠后就越容易再次感到疲倦——他的睡眠压力比大一些的婴儿或成年人上升得快得多。在渐渐长大的过程中，睡眠压力的累积会越来越慢。他在睡觉后清醒的时间会越来越长，小睡的间隔也会越来越长。很重要的一点是，婴儿 24 小时内的睡眠需求是分布在白天和晚上的，分为白天小睡和夜间睡眠。如果你的宝宝在白天的小睡中基本满足了 24 小时的睡眠需求，那么晚上他的睡眠就会减少。

## 小睡

父母和婴儿睡眠专家常说一句话：睡眠催生睡眠。充足的小睡是睡眠训练追求的境界。可这么说准确吗？

东京大学的研究人员针对一个古老的观点，即为了晚上能睡好觉婴儿需要小睡，进行了实验。他们追踪了 50 名大约一岁半的健康幼儿的清醒和睡眠情况，有了一些惊人的发现：白天整体睡眠时间较短的婴儿晚上睡得更早，睡得更久。相比之下，小睡时间较长的婴儿，特别是如果最后一次小睡是在下午，晚上则很难入睡，夜里醒来的次数也更多。

案例：

克劳迪娅和亚历克斯夫妇让我帮帮他们2岁的儿子利亚姆。这是他们的第三个孩子，所以克劳迪娅认为她对婴儿睡眠了如指掌。但利亚姆每天晚上都哭闹着要进食，这让她大感意外。利亚姆晚上7点就会入睡，但每晚都会醒好几次，有时每小时就醒一次。去日托所后，下午他会小睡3小时。

研究表明，2岁的孩子每天总共需要睡12小时。我们刚刚了解到，我们每天会有一个睡眠总需求，如果我们在白天满足了部分需求，晚上的睡眠时间就会减少。我们在利亚姆身上就看到了这一科学事实：利亚姆在白天的12小时里睡了3小时，这就剩下9小时用于夜间睡眠。目前利亚姆晚上7点睡觉，早上6点起床，这11小时中包含了晚上醒着的2小时，这与我们的睡眠数学公式非常吻合。

那么该怎么办呢？我们得减少小睡时间，推迟就寝时间。如果我们希望利亚姆晚上能睡11小时，早上7点醒的话，就应该让他晚上8点入睡，并且把白天的小睡时间减少到推荐的1小时，如第39页的婴儿睡眠时间统计表（图3-2）所示。

这些结果推翻了人们普遍承认但与科学不符的观点，即婴儿需要小睡是为了晚上睡个好觉。婴儿需要小睡完全出于其他原因——他们醒着的时候，睡眠压力上升很快，因此睡得更频繁。当然，我们需要帮助他们小睡。不过日本的研究揭示了一个不容忽视的事实：延长小睡时间与夜间睡眠时间的缩短直接相关，因此，如果我们最终想让孩子在晚上睡个安稳觉，就必须注意采用温和手段缩短小睡时间。

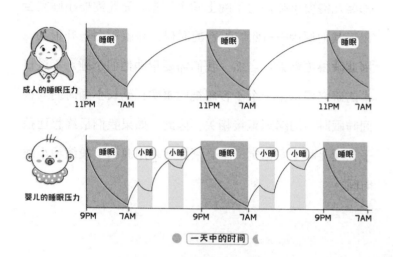

图 3-1　成人和婴儿的睡眠压力对比

>>> 无论成年人还是婴儿，白天的清醒状态都会导致睡眠压力上升，直到困到需要睡觉。婴儿和成人的唯一区别是，婴儿对睡眠压力更敏感，他们需要小睡；而且他们的整体睡眠需求更高，24 小时的周期里，他们的睡觉时间更长。过多的小睡会大大降低晚上的睡眠压力，这样到了就寝时间，婴儿就不容易困到马上入睡，也不容易一觉睡到天亮。你需要监控并缩短小睡时间，这样婴儿晚上才能睡得好。

## 婴儿需要多少睡眠?

既然我们都知道小睡太多不利于夜间睡眠,那么婴儿需要睡多久才健康呢? 这是家长们最困惑的问题之一,不过幸运的是,科学已经给出了一个非常明确的答案。

虽然婴儿的睡眠需求存在个体差异,但总体而言,他们的睡眠模式及其发展趋势基本相似。新生儿几乎整天睡觉,而 2 岁的孩子每天只需 12 小时的睡眠。睡眠需求随着年龄增长大幅减少,不同年龄段的孩子所需睡眠时长也不一样,了解这一点很关键,因为这将有助于调整他们的睡眠时间表,让他们在晚上获得最佳睡眠。

幸运的是,我无需记录成千上万婴儿的睡眠模式来搞清楚婴儿需要的睡眠时间,因为其他研究人员已经完成了这项工作。事实上,婴儿睡眠是一个非常重要又易于获取的研究对象,现在,针对各研究成果已经有了一些元分析。新西兰的芭芭拉·加兰德和他的同事们在 2011 年就已经完成了这样一个元分析——他们调查了 34 项监测不同儿童群体(从婴儿到 12 岁)睡眠模式的独立研究。这些研究总共包括了来自 18 个不同国家的 69544 名儿童。根据这个庞大的数据库,研究人员得以确定儿童睡眠的全球标准，计算出儿童在不同年龄段的平均睡眠时间。这些数据告诉我们儿童一天内标准的睡眠总时长、晚上醒来的次数，以及他们小睡的次数和持续时间。虽然数据显示，儿童之间、国家之间存在差异，但也表明了睡眠发展的全球趋势。虽然每个孩子生来的日均睡眠量有所不同，但所有年幼的孩子都比年龄较大的孩子睡得更多。

我们可以通过下表中的数据来了解宝宝在特定年龄段的睡眠需求。你的宝宝睡眠情况符合标准吗？如果答案是肯定的，那很好；但如果他晚上睡得不好，白天睡得又比同龄孩子多，你就可以放心地把他的小睡时间缩短到平均水平，要知道有成千上万的同龄孩子小睡时间比他还短。缩短小睡时间是促进夜间睡眠的一个简单而有效的方法，但要注意，婴儿白天的睡眠时间即便被缩短，也应控制在标准范围之内。

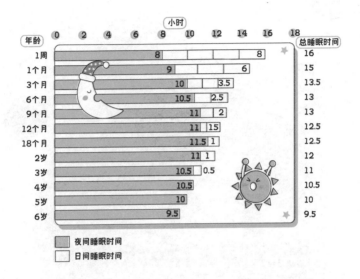

**图 3-2 婴儿睡眠时间统计表（婴幼儿夜间睡眠和日间睡眠时间标准）**

>>> 这张表非常清楚地显示了孩子分别在晚上（黑色）和白天（白色）标准的睡眠时间。日间睡眠时间里的黑色竖线表示标准的小睡次数。使用此表，先在左边找到你孩子的年龄，将其总睡眠时间与最右边的数字进行比较。如果数值差不多，就从白色的时间数据条中找到日间睡眠的最长时间，并相应地调整其小睡时间。如果你的孩子总睡眠时间较少，就看下一个年龄段（你的宝宝可能发育较快，平均所需睡眠时间较少）。3 岁左右的孩子往往不愿小睡，就算小睡也不会超过 1 小时。如果你的孩子不愿意小睡，那也没关系，这反而有助于夜间睡眠。

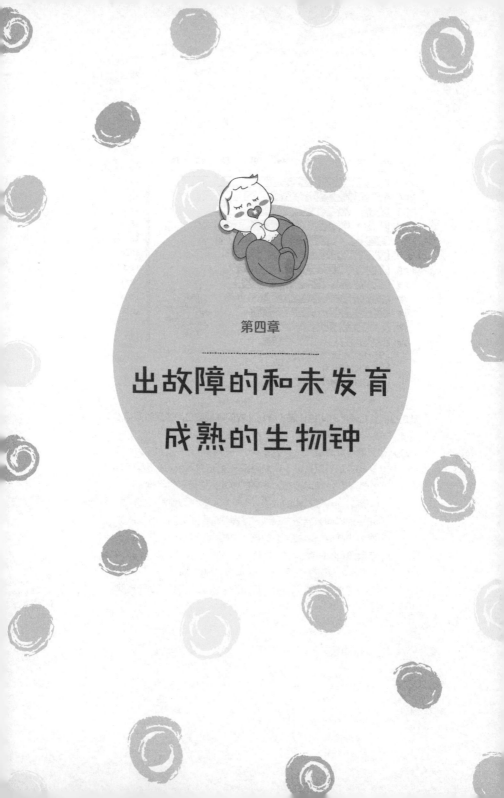

第四章

出故障的和未发育
成熟的生物钟

为什么生物钟如此重要？如果生物钟没被调整好会怎样？婴儿有生物钟吗？我们该如何把它调节到最佳状态？以下便是昼夜节律在现实生活中的意义和应用。

## 昼夜节律紊乱

如果我们想在白天让我们的感受以及身体各项活动（包括消化、运动和注意力）处于最佳状态，就必须保持生物钟和睡眠压力同步。但很多人并没有养成理想的睡眠习惯，生物钟和睡眠压力就很容易不同步。我们每天的睡眠时间、清醒时间和总睡眠时长都不一样，这就造成了睡眠昼夜节律和睡眠压力间的冲突。要帮助你的宝宝建立良好的睡眠习惯，理解这一点非常关键，下面我来详细解释一下。

　　例如，现在是你的睡眠时间，生物钟告诉你该睡觉了，但你却在专心地看书，不愿放下，于是又看了一小时。早上你还是按闹钟时间起床，这样你就少睡了一小时。第二天晚上你感觉比往常更疲倦，于是早睡了一小时。你补了觉，所以接下来的一天状态不错，而那天恰好是周五，所以你又很晚才睡，因为第二天可以睡懒觉。

　　这种模式对你来说可能并不陌生。许多成年人都会如此这般地改变他们的睡眠时间、清醒时间及睡眠时长。问题是，这样会造成我们的内在生物钟和睡眠行为之间的持续冲突。结果显而易见，在一整天当中，我们时不时地就会感到疲倦，而我们的身体也会感到困惑，不知道该做什么。现在是晚上吗？是早餐时间吗？是晚餐时间吗？还是睡觉时间？

　　事实上，研究表明，睡眠时间的不规律与睡眠质量差密切相关。对160位中国台湾地区的大学生的睡眠和清醒周期为期两周的监控显示，睡眠和清醒时间规律的学生睡眠质量更好——而那些过着"学生生活"的大学生们（就像我在大学时代一样），每天的起床和睡觉时间都不一样，会更难入睡，也更难保持熟睡状态。

另一种睡眠和清醒时间不一致的现象叫"社交时差"，即周末比平常晚睡很多，周六、周日睡懒觉。很多人的"社交时差"都是自我施加的，这影响了他们的节律，导致睡眠、情绪、新陈代谢和消化失调——而这些恰恰都是生物钟致力优化的。在工作日，不仅就寝时间更早，而且夜间睡眠时间也缩短了，这会造成一种持续的睡眠不足状态。

不管是平常还是周末，坚持固定的作息时间，让你的身体和生物钟保持步调一致，这样你所有的身体功能，比如消化、睡眠、情绪，才能平稳运行。让生物钟来告诉你接下来该做的事，并让身体做好准备。

经常飞越不同时区的人很难保持规律的昼夜节律，因为他们会碰到时差问题。如果搭乘从纽约到巴黎的夜班飞机，你会一个晚上都没觉睡，但这还不是主要问题。你比纽约时间早 6 小时到达目的地，巴黎的日光给你的生物钟发出信号：现在不是晚上，而是早上，是新的一天。适应新时区不会在一夜之间完成，而是需要几天时间，这取决于新时区和你接受光照的时间。在这一过程中，外部的授时因子，比如光和就餐时间，会改变生物钟。

以 12 小时为单位对光照和睡眠节律进行的实验表明，内源性内在节律需要 3 天才能适应新的时区。在完全切换到巴黎时间的这段日子里，你会感受到内部时钟（仍然设置为纽约时间）与外部实际的巴黎时间的冲突，你会在早晨犯困，在半夜醒来，还不定时地感到饥饿。

大多数人都觉得倒时差很难受，这是因为时区的转换不是有序发生的，你也不会马上相移进入一个新的时区。研究表明，相移会经历一个振幅衰减阶段，意味着你的节律在重新调整之前会变弱。我们的身体会感到困惑，不再为吃饭做好准备，消化也变得困难，这就是为什么很多人在倒时差时会有胃肠道不适的症状。我们会因为缺乏睡眠而感到疲倦，但我们不是在该睡觉的时候感到疲倦，因为身体无法在这个新的夜晚（此时纽约仍然是白天）分泌褪黑素。这样的例子不胜枚举。经常倒时差的人容易出现一系列健康问题，比如肥胖和情绪紊乱，这些都与昼夜节律受到干扰有关。倒班工人面临着与"空中飞人"类似的问题。研究表明，倒班工人更有可能患上睡眠障碍、肥胖、心脏病、糖尿病和抑郁症。

患有某些类型睡眠障碍（包括睡眠相位后移综合征）的人，已被证实某些特定的时钟基因发生了突变，这些基因会影响视交叉上核的脉冲，导致身体时间和实际时间之间不同步，结果就是入睡困难。节律的改变让正常生活难以维持，对这些人来说，早上起床上班是一件很困难的事，因为他们永远做不到早睡以满足睡眠需求。他们生活在持续的睡眠不足状态中，这对身心健康有诸多不利影响。2017 年，我们的实验室发现，全世界每百人中就有一人携带一种名为隐花色素的时钟基因突变，它的类似功能最早在 30 年前我们实验室的果蝇身上被发现。我们实验室通过寻找那些晚上睡不着、早上起不来的人，发现这些患者患有延迟性睡眠障碍。

## 生物钟的价值

我之所以详细阐述昼夜节律和昼夜节律紊乱，是为了说明内外偶联的重要性，以及强调生物钟在让我们更健康、更快乐方面发挥的美妙作用。可以这么说，如果生物钟被扰乱，不管是出于自愿还是被迫工作，我们的身体都很难像一台上了润滑油的机器那样高效运转。只有满足两个条件内外偶联才得以完成：授时因子必须在每天同一时间出现；授时因子必须连续多天出现，直至完成对某个特定节奏的调整，也就是相移。

我们的实验室为果蝇准备了不同的培养箱，设置有不同的照明条件：一个箱子从上午 10 点到晚上 10 点都有光照，另一个则相反；还有一个是下午 4 点"日出"，凌晨 4 点"日落"。我们根据相应时区的城市命名培养箱，比如"纽约""悉尼""迪拜"等。当你把果蝇从"纽约"转移到"悉尼"时会发生什么？特殊时间的光照会调整它们的生物钟，它们会经历时差，但 3 天后它们的节律就会完全转换为悉尼时间。人类亦如此：12 小时的光相移大约需要 3 天。

相反，每天时间安排越一致，授时因子出现频率越高，节律就会越强。研究表明，在暗黑的夜晚，光脉冲会削弱人体节律，逐渐改变作息时间。节律强度的学名是振幅，振幅用来表示某些昼夜节律行为或过程，比如睡眠或褪黑素水平，同时测量一天中不同时间该参数的变化。拥有强节律的人总是在凌晨 1 点睡觉，而不会在上午 10 点睡觉，而一个节律多变的人有时会在凌晨 1 点睡觉，有时又不会；有时会在上午 10 点醒来，有时又不会。也就是说，前者的节律振幅比后者高。

我们需要高振幅的节律，这样才能对抗干扰。早晨，即使忘记设置闹钟，我们仍会醒来；晚上，即使身处嘈杂街道上的陌生酒店房间，我们仍会感到疲倦并上床睡觉。实验室中的情况也是如此，即便我们把果蝇转移到一个永远是夜晚的特殊培养箱里，它们仍会在同一时间醒来和睡觉——尽管是在黑暗中。即便没有外部时间线索，它们的内在生物钟仍高振幅运转。

这是婴儿睡眠的终极目标。振幅高的婴儿每天都会在晚上9点睡觉，早上8点清醒：就算是在奶奶家，奶奶第一次哄他睡觉；就算换了张婴儿床，窗帘遮光效果也不好；就算那天在动物园玩得很兴奋，或者关在家里度过了无聊的一天，他仍然会按时睡觉。生物钟会确保他去睡觉的。

和成年人一样，睡眠压力和昼夜节律步调一致对婴儿睡眠至关重要。如果你的宝宝下午6点犯困了，你把他放下睡了个长觉，而通常他不会在那个时间点睡觉，那么晚上到了就寝时间他就不会很快入睡，因为他的睡眠压力很低。但他还是会犯困，因为他的节律告诉他该睡觉了，而睡眠压力和内在节律之间的不一致让他很难入睡。我想你可能非常清楚当孩子困了却睡不着会发生什么——他会哭很长一段时间，你不得不抱着他四处走动，想尽各种办法安抚他，直到他睡着。持续不间断地保持睡眠压力和昼夜节律一致是婴儿睡眠的关键。

我们所做的一切要么是在强化生物钟，要么是在扰乱生物钟。每天有规律的过程越多，保持一致的行为越多，生物钟就会越好地帮助身体做好准备，以应对要做的事情。换句话说，生物钟竭尽全力设定并协调所有生理过程，使其在时间上保持一致，以最小的能量消耗发挥最佳的功能。我们越是干扰这种时间上的一致性，如就寝时间不固定、起床时间不规律、不吃早餐、午餐时间不规律，晚餐吃得很晚，生物钟就越难为我们手头的任务做好准备。对于成年人来说，弱生物钟会对身心健康产生不利影响，导致难以入睡、易疲劳、易烦躁、胃肠不适、暴饮暴食等一系列问题，甚至其他更严重的疾病。还没有形成良好节律的婴儿，特别容易受到不规律的时间安排的影响，主要表现为晚上不睡觉、经常哭闹。

## 婴儿的生物钟

虽然我们不清楚子宫内的昼夜节律是什么时候形成的，但我们知道在妊娠晚期，节律就已经形成了。为了了解环境条件，特别是主授时因子——光，是如何影响婴儿的睡眠和清醒周期的，由斯科特·里夫基斯领导的耶鲁大学研究人员针对新生儿重症监护室里的早产儿做了一个实验：一些婴儿被整天置于持续的昏暗光线下，另一些婴儿则在白天定时接受光照，在夜晚进入黑暗。

实验结果表明，被置于光暗周期中的婴儿（后者），白天活动逐渐增加，到了晚上则休息，他们很快就形成了日常活动节奏。这说明从婴儿出生时起就要对他周围的光线进行控制。新生儿的生物钟还未发育完全。对于成年人来说，每天的皮质醇节律通常在早上起床后达到峰值，以提高警觉性。在子宫及新生儿体内，皮质醇节律会发生反转，在下午晚些时候才会检测到最高水平——这时的婴儿本应该逐步放松下来。婴儿直到两个月大时才能检测到褪黑素节律。这意味着新生儿没有时间概念；他们的行为和身体功能还不能有效协调起来，他们与一天中的实际时间或父母希望的作息时间还无法合拍。

换句话说，婴儿刚出生时，他的身体仍然是紊乱的。作为父母，我们的任务是帮助他有序协调身体各项功能，让他生活更轻松。我们该怎么做呢？通过调整，让他形成一种节律，以帮助他预知将要发生的事情。婴儿有时会无缘由地哭闹，我们可以根据光照、睡眠和喂奶时间表，建立一套生活常规，来帮助婴儿知悉他在特定的时间会饿、会困，而不是只会感到烦躁不安，妈妈会在这个时候给他喂奶或把他放上床睡觉。这使得婴儿无论是小睡还是夜间都更容易入睡，也有利于解决婴儿的夜醒——婴儿睡眠中绕不开的基本问题。通过调节，婴儿会知道出现黑暗或红光灯说明要睡觉了，他会自己安静下来；如果夜间醒来，会重新入睡。

坚持是关键。在接下来的几个部分，我会列出清晰的步骤，帮助你为宝宝制订一套生活常规并坚持下去。你必须关注宝宝的暗示，并在此基础上形成惯例。一旦养成习惯，就要坚持下去。在相同的时间做相同的事情，每天如此。每一天的每一项活动都要形成惯例：打开及拉上百叶窗、打开红光灯、喂奶、小睡以及设定睡眠时间、清醒时间、游戏时间等。对婴儿来说，有规律和一成不变的事情越多，他就能越快地知道什么事情会在什么时间发生。

规律性能帮助婴儿更好地完成诸如吃饭、睡觉等日常活动，因为他的身体会期待这些动作和行为，并为之做好准备。并且，这样的婴儿也更容易适应一个新地方。当例外情况出现，比如你们要外出旅行，他得睡在陌生的婴儿床上，吃不一样的食物，被不同的人照看……婴儿会更容易适应这些变化，因为他知道接下来会怎样。

基于你现在对昼夜节律、婴儿睡眠需求和睡眠压力的了解，接下来要介绍几个步骤帮助你的宝宝睡个安稳觉。谢天谢地，这几步既简单又清晰。

- 光：夜间不能接触蓝光和白光，白天要有充足的自然光。
- 日常安排：喂食和睡眠时间的重复性和一致性对调节生物钟至关重要。
- 小睡：宝宝白天需要小睡，但要避免白天睡得太多，这样到晚上他才会感到疲倦而想睡觉。

　　如何实施这些规则以达成我们的目标，即婴儿每天能有规律地进食、小睡并整晚安睡呢？我们在后面章节将进一步解释。

## 睡眠的科学要点

- 昼夜节律和睡眠是由我们大脑中的分子钟调节的。
- 除红光外，所有光都会调整生物钟。
- 重复会提高生物钟振幅。
- 婴儿每天的睡眠需求较高，但随着他们的成长会逐渐减少。

# 第一步：创造理想的光线和睡眠环境

在前一部分，你了解了睡眠和生物钟背后的科学，以及我们如何通过调节光照和小睡时长，来轻松形成睡眠规律，提高睡眠质量。现在，让我们把这些科学原理付诸实践，制订出帮助婴儿睡眠的基本规则。

首先要讲的是：光线和睡眠环境。

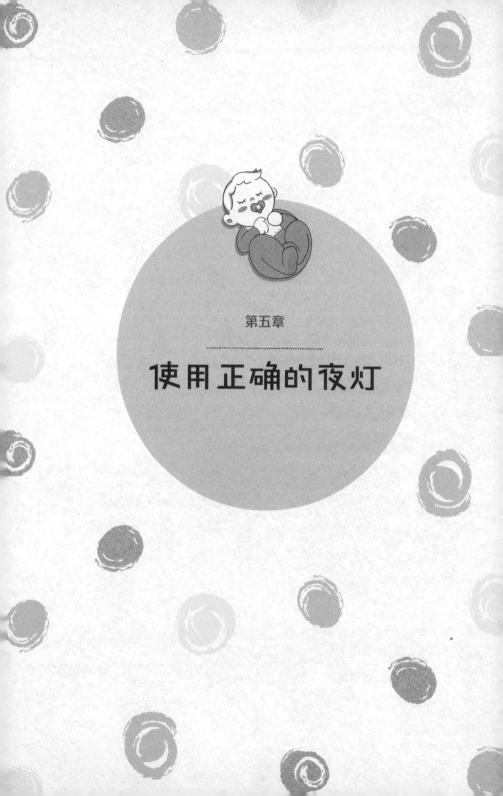

第五章

使用正确的夜灯

在实验室里，我以小果蝇为实验对象，试图揭示关于睡眠和节律行为的基本规则，并最终运用于包括人类在内的所有动物。之前提到过，我们以灯光设置模式相对应的时区来命名不同的培养箱："巴黎"箱内的灯比"纽约"箱内的灯晚开 6 小时，"曼谷"比"纽约"早 12 小时，"火奴鲁鲁"比"纽约"晚 5 小时。被置于某个特定时区的果蝇会迅速调整它们的活动和睡眠模式，以适应光的相位。就算是从"纽约"到"曼谷"，3 天之内，它们就能稳稳地适应新时区。我们又把果蝇放在一个没有光照的培养箱中，并监测它们的活动，以此来测试它们节律的稳定性。测试的结果是，哪怕没有光，果蝇也能在它们的余生中保持与最后一个时区同步（果蝇在精心照料的情况下最多能活 4 个月）。

　　由于光对果蝇的节律有重要影响，因此果蝇在"自由活动"

时，也就是在完全的黑暗中进行实验时，限制光照非常必要。然而，为了能够在黑暗的培养箱中对果蝇进行实验，我们要能够看见它们。我们这个领域的研究为此提供了一个诀窍，可以让我们在黑暗中看见果蝇而又不干扰它们的昼夜节律：使用红光。我们用红色灯泡和红色手电筒来观察果蝇，给它们新鲜食物，对它们进行定期检查。它们体内的分子钟对红光是视而不见的，这使得我们可以在类似完全黑暗的环境中研究它们。

当我的女儿莉娅出生时，我终于理清了头绪。我们知道，人体内的生物钟对红光也不敏感，但对蓝光高度敏感，蓝光是普通白光——也就是你家里各种灯泡发出的光——的组成部分。我买了一个红色灯泡装在婴儿室，只在晚上喂奶和换尿布时用。

像果蝇一样，婴儿几乎马上就适应了这种夜模式，似乎在生理层面上理解了他应该在晚上睡觉。由于没有蓝光，高浓度的褪黑素加速了这一适应过程。这部分解释了本书最独特之处：红光。

那么红光到底有什么特别之处呢？红光不会抑制褪黑素，因此能帮助婴儿睡眠。但仅此而已吗？我们该什么时候用红光？答案是：晚上。但这足以让你整夜安睡吗？简单来说，不一定，但也差不多。恰当的照明是最容易在家里做到的，甚至在新生儿到来之前就可以实现。

案例：

一位妈妈劳拉让我帮她解决儿子洛根的睡眠问题。洛根足月出生，已经满月，体重将近11磅（约5千克）。他夜里会醒很多次，劳拉对此束手无策。仅仅在少数几个晚上，他连续睡了4小时。

洛根还太小，不适合进行温和睡眠训练，但从出生起就为婴儿建立良好的光照习惯大有裨益。劳拉告诉我，她试过遮光百叶窗，但没有经常使用。我向她解释说，如果我们想让孩子的生物钟调节成一到晚上就睡觉，坚持是关键。于是劳拉开始在就寝时以及夜间使用红光灯，并坚持使用遮光百叶窗。后来她反馈说，虽然洛根仍然会在晚上醒来并进食，但比起之前，他能很快再次入睡，他似乎感觉到了那是睡觉时间。帮助洛根区分白天和夜晚将有助于在他大一些时更有效地对他进行睡眠训练。

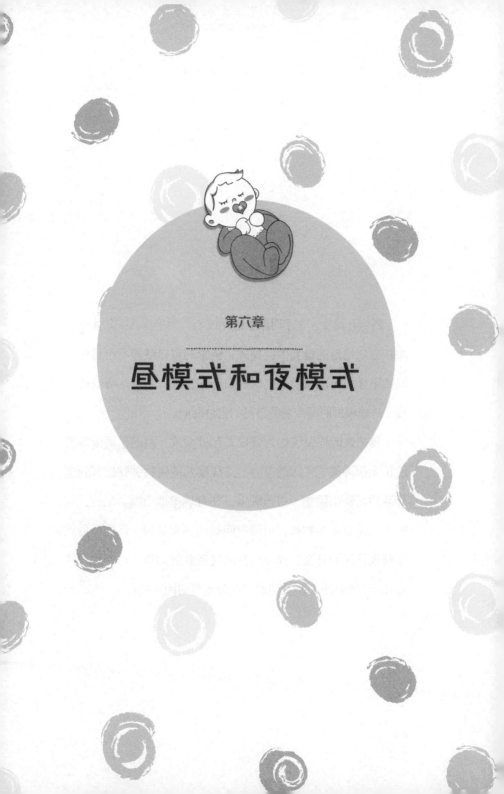

第六章

昼模式和夜模式

新生儿每 2 ~ 3 小时就会醒来吃奶，为确保新生儿体重增加并建立稳定的母乳供应模式，频繁的亲自喂养不可避免。但如果环境可以帮助他们区分白天和夜晚，新生儿将受益匪浅，并能根据时间来调整自己的进食时间。

我把这两种设置称为昼模式和夜模式，目的是最大限度地扩大两种模式之间的差异，这样婴儿的生物钟就能得到充分调整，晚上睡觉，白天醒来，并有规律地小睡。记住，孩子生来就有主生物钟，但没有明确的昼夜意识。你的任务就是帮助他区分昼夜，建立终身的健康睡眠习惯。这两种模式有几个关键因素，但在目前来说最重要的因素是光。

## 建立夜模式

　　当涉及新生儿和幼婴问题时，大多数父母关心的是晚上是否会夜醒、是否能整晚安睡。但一旦孩子长到 2 岁、3 岁或 4 岁，抱怨的内容就变成了晚上睡得晚、早上醒得早。许多父母说，孩子即使醒得很早，也不会再睡了。家里每个人都不得不在正常的家庭作息和孩子失衡的节奏间挣扎。太多的人不得已接受了早上 5 点为正常的起床时间。但你其实不必这样。

　　我们的身体是如何知道早上何时起床的呢？正是晨光中的蓝光部分告诉我们的生物钟"该起床了"，如图 2-3"蓝光唤醒婴儿，红光促进婴儿睡眠"所示。夏季的晨光可能早在凌晨 4 点就出现了。如果婴儿室在凌晨 4 点就有晨光，婴儿的生物钟就会接收到一天开始的信号，婴儿就会被调节到凌晨 4 点"起床"。

　　如何避免这种情况？令人欣慰的是，方法很简单：买能完全挡住光线的遮光百叶窗，把它安装在婴儿睡觉的地方，比如婴儿室或者你的卧室，还有换尿布的地方（如果换尿布是在另一个房间的话）。确保晚上拉好遮光百叶窗，尽量减少叶片之间以及百叶窗与墙壁之间的缝隙。如有必要的话，用胶带把窗户封起来，以遮挡住所有光线。

我最近想到了一个超级简单的方法，可以在 5 分钟内安装好窗帘：在窗户上方安置粘钩，挂上带环的便携式遮光帘。

早晨，当阳光照射进来时，检查窗帘的遮光效果。理想情况下，拉上窗帘的房间光线和晚上差不多。为什么这一点如此重要？因为我们的眼睛对光非常敏感：我们可以探测到单光子范围内的光。虽然单个光子不足以向主时钟传递"天亮了，起床吧"的信号，但非常微弱的、非常短时间的光线照射也会触发觉醒，如图 2-3 和图 2-4 所示。因此，应该让婴儿的卧室尽可能地暗。在实验室里，我们非常小心，不让果蝇暴露在光下，以免打乱昼夜节律实验。尽管如此，意外还是会发生，许多实验需要重复进行，因为培养箱的门有可能没关好，一个短至 5 分钟的光脉冲就足以重置生物钟。

**把婴儿的房间布置得漆黑如夜，这其实就是让你而不是太阳来告诉婴儿的生物钟什么时间该"起床"。**他的房间在清醒之前都是暗黑的，他的生物钟也会被调整成凌晨 4 点仍然是夜间的节奏。

案例：

　　我的客户瑞秋住在纽约上东区一栋公寓楼的 36 层，房间很明亮。她原则上同意我的建议，在光线超好的卧室里安装遮光窗帘，以免她两个月大的宝宝丽莎每天早上 5 点就醒来。但是惰性和睡眠不足使她没有立即做出改变，直到我给了她简易粘钩和遮光窗帘。这个权宜之计让她明亮的卧室即便在早上也漆黑如夜，让每个人都能得到急需的睡眠。

　　那晚上呢？晚上睡觉也需要特别的光线环境吗？你已经知道答案了。如图 2-3 所示，晚上自然光中的蓝光比例会下降。向我们的身体发出睡眠信号的褪黑素的分泌取决于蓝光减少红光增加。这对我们的孩子意味着什么？就是晚上不要把婴儿置于蓝光下，在婴儿睡觉、换尿布、喂奶的房间都装上红光灯泡。当你哄宝宝睡觉时，只开红光灯。这样，在夜模式下，婴儿的生物钟就不会被调整到早上，也不会抑制褪黑素的分泌——换句话说，你的宝宝一定会安睡。红光灯不如普通灯泡亮，但其亮度足以给婴儿换尿布、喂奶，也足以让你在婴儿室行走自如。当你晚上因为宝宝吃奶或哭闹而起床时，只开红光灯就好。

如果婴儿在半夜或清晨你指定的起床时间之前醒来，而且不肯再睡，记住要坚持执行你制订的作息时间。让一切都处于夜模式，不要开白光灯，待在婴儿室或卧室里，让红光灯亮着，把遮光窗帘拉上。

照顾宝宝刚开始要花很多时间。很多妈妈，包括我自己，都会用手机来打发时间。手机屏幕光中的蓝光比晚上自然灯光中的蓝光要多得多。在晚上，盯着手机或电脑屏幕已被证明会延迟褪黑素分泌，使人更难入睡，如图 6-1 所示。有一个简单的补救办法：在你的手机或电脑上打开"夜间模式"，或者安装一个免费的蓝光过滤程序，它可以防止你和宝宝由于暴露在蓝光下而睡不着，这样晚上喂奶后你们都可以很快入睡。

# 一个露营实验

2017 年的一项实验表明，人类对光的反应与果蝇相似。实验中，参与者在一个周末被送去露营。

在将参与者分成两组之前，研究人员测量了参与者的褪黑素水平，发现了一些奇怪的现象：褪黑素水平与睡眠和清醒时间不同步。研究对象的睡眠激素并没有在就寝时达到峰值、醒来前降到低谷，而是在起床后仍保持高位。晚上灯泡和屏幕发出的人造光可能是罪魁祸首。我们知道，家里大多数灯（包括各种屏幕）发出的蓝光会抑制褪黑素的分泌。这种影响是惊人的：许多人说早上起床困难，醒来仍感疲乏，起床几小时后才能真正清醒；还有许多人说晚上到了睡觉时间也难以入睡。

实验中，周末的露营没有任何人造光源或屏幕光，这便消除了褪黑素的时差反应。与正常生活的对照组相比，露营组表示该方式对睡眠有持久、积极的影响——晚上更容易入睡，早上醒来时更精神。这项研究说明了日光的强大。

不露营的时候，如果日落后照常熬夜，日出后还想睡觉，日光就不利于你在日上三竿时睡觉，尤其是在夏季的几个月里，根据纬度不同，太阳会比你想要的起床时间早好几小时升起。

总而言之，白天增加光照，晚上和清晨减少光照，可使睡眠和清醒达到最佳状态。

去除婴儿睡觉房间中所有的蓝色或绿色光源。带蓝光的闹钟和亮着绿色指示灯的充电器都要拿开，必要的话用胶带粘住。婴儿卧室和换尿布的地方只允许亮红光灯。宁求稳妥，不要冒险试错。

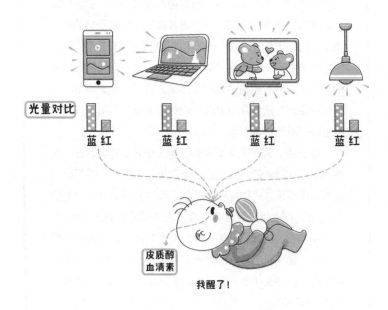

图 6-1　屏幕和人造光抑制睡眠

>>> 屏幕和电器照明的蓝光比例很高，像日光一样，蓝光通过提高皮质醇和血清素来提高警觉性，通过抑制褪黑素分泌来抑制睡眠。晚上不要让婴儿接触屏幕和灯光，可以打开手机和电脑的夜模式。

## 建立昼模式

什么时候起床，比如是早上 7 点还是 8 点，这取决于你的个人喜好和你制订的时间表。要特别注意宣告一天的开始，遵循例行程序。早上抱起孩子时说声"早上好"，拉开窗帘，用白天的语调说话。并从这一刻开始，让婴儿沐浴在日光中——即便是小睡，直到切换成夜模式。

我们的目标是建立并区分昼、夜模式。让所有白天的活动、小睡、进食，和所有夜间的活动（应该仅包括喂食、安抚和换尿布）形成鲜明对比。白天，婴儿身边不要太安静，同时家长应该在光线好的地方哺乳、换尿布。如果可能的话，从孩子刚出生时起，即便是小睡也不应该让他在完全黑暗的地方。大多数新生儿白天小睡的时候可能并不关心有多亮或有多暗，但白天把婴儿置于日光中，其实是在告诉他：他的生物钟现在还是白天，不是褪黑素分泌的时间；也不是晚上，不应该长时间睡觉。白天和婴儿一起玩耍，和他说说话，放放音乐，出去走走。

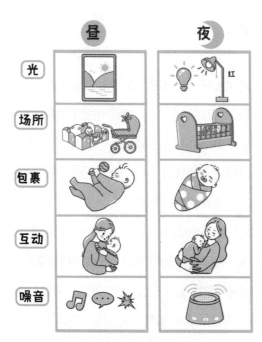

**图 6-2　昌、夜模式下的睡眠**

>>> 昼模式下的小睡要尽可能不同于夜模式下的睡眠。最重要的是，白天不要把房间布置得太黑。不要让婴儿的小睡如同夜间睡眠一样舒服，除非你想让他无休止地小睡。小睡时不要用褓褓包裹婴儿，小睡时间结束时及时叫醒他。可以在摇床里小睡，但要留意孩子。也可以推着婴儿车出去走走，让他打个盹儿。

在夜模式下，用遮光窗帘保持婴儿室的黑暗，只开红光灯。让婴儿睡自己的婴儿床，用褓褓和白噪音帮助他入睡。尽量减少与婴儿的互动，只在必要时跟他耳语，喂奶或换尿布后将他放回婴儿床，让他明白晚上是睡觉时间。保持夜模式直到你指定的清醒时间，这时打开窗帘，切换到昼模式。

相反，晚上要避免所有这些白天的活动、灯光和声音。在就寝时间，当你准备把宝宝放下睡觉时，应开启夜模式。不要让宝宝离开婴儿室，说话应如同耳语。非常重要的是，要关掉其他灯，只开红光灯。

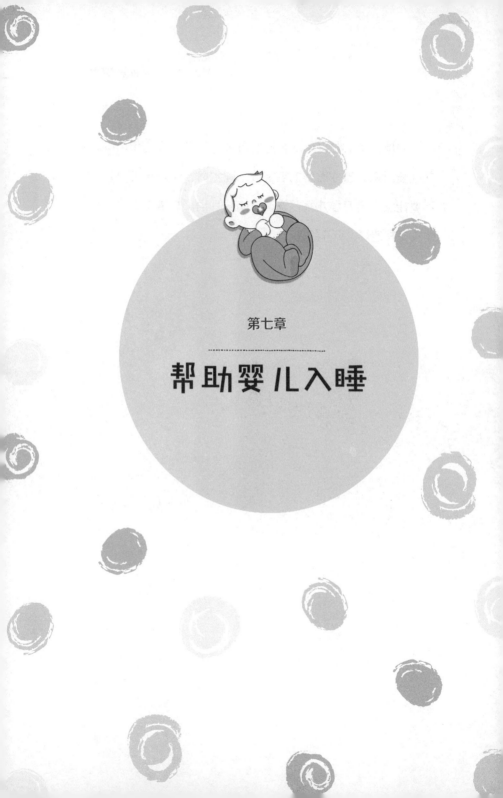

第七章

帮助婴儿入睡

## 安全的睡眠习惯

美国每年约有 3500 名婴儿死于与睡眠有关的问题，包括婴儿猝死综合征 (SIDS)、不明原因的死亡以及意外窒息（如在床上被包裹导致的窒息）。在 20 世纪 90 年代出现了初次下降后，近年来由睡眠引起的婴儿死亡的总死亡率并未有下降趋势。导致婴儿猝死综合征以及其他与睡眠有关的婴儿死亡的许多可变和不可变的风险因素惊人地相似。美国儿科学会发表安全睡眠环境建议，以降低所有与睡眠相关的婴儿死亡风险。关于安全睡眠环境的建议包括仰卧位睡觉（面朝上），使用坚实的床垫，和婴儿同室不同床，不使用柔软的寝具，避免房间温度过高。减少婴儿猝死综合征死亡率的建议还包括避免接触香烟、酒精和非法药物，母乳喂养，定期接种疫苗，使用安抚奶嘴等。

因此，建议对新生儿进行皮肤接触护理，婴儿应避免睡在床旁婴儿床和床内婴儿床，以及沙发、扶手椅和座椅上，宝宝出生 4 个月后避免使用柔软的床上用品。

——改编自美国儿科学会，"SIDS 和其他与睡眠有关的婴儿死亡：婴儿睡眠环境安全建议"（2016 年更新版）

　　我们都希望婴儿不哭不闹，轻松入睡。但婴儿，尤其是新生儿，需要大人辅助才能入睡。当然，我们也希望婴儿能在白天小睡，但是尽量不要让婴儿白天睡得和晚上一样舒服，到晚上你才可以也应该尽量创造最舒适的睡眠环境。在白天照顾一个爱哭闹的宝宝要比在凌晨 3 点去哄一个还挺精神的宝宝容易得多。此外，昼、夜模式的特征越能持续保持显著差异，婴儿的节律就会调节得越好。根据我们在前一部分了解到的生物钟知识，可以运用这样的助眠方法：总是在上午 10 点让婴儿在电动摇床里小睡，这是上午半小时小睡的授时因子；总是让婴儿穿着睡袋睡在他的婴儿床上，只开红光灯，这是 8 小时夜间睡眠的授时因子。白天和晚上分别怎样睡觉，在哪里睡觉，这些差异可以帮助他了解夜间睡眠时间长，而白天小睡时间短。本书第二步将为如何制订时间表，以及如何确定理想的婴儿作息时间，提供更多详细信息。

## 学会自我安抚

　　本书将帮助你制订能让婴儿很快入睡的睡眠时间。不过很多时候，尤其是在最初的几个月里，把他放下睡觉是一件极具挑战的事。我们的目标是让他学会自我安抚，所以尽量不要抱起孩子，而是让他独自在婴儿床、摇床或婴儿车里学会自我安抚。如果想让婴儿整夜安睡，自我安抚是需要掌握的最重要的技能，明智的做法是从一开始就鼓励他自我安抚。抱起他四处走动只能作为让他安静下来的最后手段。

作为睡眠训练的重要组成部分，自我安抚的概念可以追溯到理查德·法伯博士，他在其畅销书《法伯睡眠经典：如何顺利解决孩子的睡眠问题》中提出了一个模式，该模式描述了父母如何通过不经意的睡眠关联来干扰婴儿的夜间睡眠。婴儿如果在夜间醒来，父母的反应通常都非常快，他们会把婴儿从床上抱起，喂食，哄睡。法伯认为，这些行为增强了婴儿特定的睡眠关联。婴儿学会期待父母的干预，然后再入睡，而不是学会自我安抚。结果呢？宝宝晚上总醒，哭闹着要父母，导致谁也睡不好。

法伯的睡眠训练方法非常受欢迎，通常被称为"法伯入眠法"。该方法建议婴儿晚上哭闹时，大人抱起来安抚他的时间间隔应该逐渐延长，直到婴儿学会自我安抚。事实上，你可能听说过这种方法，或者听其他家长谈论过"哭声免疫法"。

美国波士顿城市医院的儿科医生在婴儿4个月体检时，向一组父母普及了自我安抚法，并在9个月体检时，将这组父母的宝宝与另一组未被告知该方法的父母的宝宝进行比较，法伯的模式因此得到了验证。正如假设的那样，教婴儿自我安抚的结果是，被告知组的婴儿夜间醒来的次数减少了50%。我们也可以从昼夜节律传导的角度来理解法伯的观点：总是在半夜对婴儿的暗示做出回应，会使婴儿期待父母的干预，而不是依靠自己重新入睡。

虽然法伯的方法可能有效，但也因为这对父母来说极具挑战而受到批评，这就是为什么我建议使用一个更适合婴儿和父母的温和睡眠训练方法。我将在第十三章分享这些方法。

我们该如何帮助婴儿入睡？这里有一些常见的实用技巧，可以让婴儿平静下来，进入睡眠：

- 用襁褓包裹
- 摇动
- 发出嘘声示意安静
- 唱歌

- 白噪音（用以掩盖令人心烦的杂音）
- 电动摇床
- 新鲜空气（打开窗户或外出）
- 推着婴儿车散步
- 穿上婴儿背带散步
- 哺乳／喂奶
- 安抚奶嘴
- 可以吮吸的薄纱毛毯（比奶嘴好）
- 抱着四处走动
- 毛绒玩具（适合大一点儿的婴幼儿）
- 毛毯（适合大一点儿的婴幼儿）

你可以用以上的技巧帮助婴儿在哭泣时平静下来，以及帮助他入睡。记住，至关重要的是，婴儿不能整天睡觉，所以白天要尽量少用这些技巧。例如，你可以用电动摇床帮助婴儿入睡，但不要连续用几小时，这样他就会睡一整天。小睡时间结束后应该立即关掉，这样他就会自然醒来。

下面将更详细地讨论如何使用以上助眠方法来帮助婴儿小睡，同时也促成我们实现最终目标：让婴儿整晚安睡。

## 用襁褓包裹

用襁褓包裹新生儿对帮助他入睡非常有用，因为他已经习惯了子宫里舒适紧绷的环境，在那里他的胳膊和腿的活动受到限制。新生儿有一种坠落反射，称为莫罗反射，当感觉自己要坠落时，婴儿会本能地举起手臂来保护自己。这种反射在 4 ～ 6 个月大时会慢慢消失。婴儿睡觉时，正常发生的抽搐动作会触发这种反射，其挥舞的手臂会把自己吓醒。这会让婴儿很难入睡，无法再保持睡眠状态，而限制手臂的活动可以帮助他解决这个问题。襁褓重现了子宫舒适的紧绷感，避免了莫罗反射唤醒婴儿，包括我自己在内的许多母亲都可以证明襁褓的作用。

这种方法的有效性不只是传闻，在美国圣路易斯华盛顿大学的睡眠实验室进行的测试已经证明了这一点。研究人员采取各种措施，包括用多导睡眠图监测脑电活动以记录睡眠情况，用肌电图监测肌肉活动情况，用特种襁褓监测婴儿运动情况。可以证实的是，与不用襁褓包裹的婴儿相比，用襁褓包裹可以将睡眠中的惊跳和被惊醒现象减少 90%。

虽然襁褓似乎是促进婴儿睡眠的完美选择，但记住：只能在晚上使用襁褓，否则婴儿在白天睡得太多会干扰夜间睡眠。白天可以用其他方法来帮助婴儿入睡（比如摇床、推着婴儿车散步、呼吸新鲜空气），而把这个终极睡眠工具留到晚上真正需要的时候使用。襁褓可以一直用到婴儿学会翻身，通常是在 5 ~ 6 个月大左右，但也可以更早。因为那时用襁褓就不安全了，婴儿会用肚子翻身，但还不会用胳膊调整姿势。他可能会面朝下趴着，造成呼吸困难。一旦你看到婴儿不管朝哪个方向翻过一次身，就不要再用襁褓了。

但突然某个晚上开始不能使用这个实用的睡眠工具了，还真让人有些提心吊胆。这里介绍一种睡袋来代替襁褓。睡袋是一条可穿戴的毯子，婴儿在里面可以自由活动手臂。幸运的是，如果其他所有夜模式因素都保持不变，从襁褓转换到睡袋后，婴儿的睡眠不会受到影响。这就是本书的优势：你可以利用光、时间表和日常安排等多种手段把婴儿带入强节律。襁褓只是其中的一小部分。如果睡眠时间规律，婴儿晚上必然有倦意，即使不用襁褓包裹，不再束缚手臂，婴儿照样也能安然入睡。

## 眼神交流

哄婴儿入睡时要避免眼神接触。被注视会使人觉醒，改变大脑模式，这是心理学研究中长期存在的一个观念。与妈妈对视让宝宝兴奋不已，从而变得更加清醒，这与他睡觉时的需求正好相反。所以，一定要刻意把目光聚焦在他的下巴或腹部，这样他才更容易安静下来。

## 为夜间睡眠创造一个指定的空间

如果可以的话，让婴儿在不同于夜间睡眠的地方小睡不失为一个好主意。晚上，让他一直在同一个地方的婴儿床上睡觉。小睡则可以换一张床，或睡在摇篮车里，或睡在婴儿秋千床上，也可以睡在婴儿车里推出去散步，这些都是很好的选择。

★案例：

　　我最得意的故事之一是给新手爸爸麦克斯提供帮助。他总是向我抱怨宝宝的小睡。麦克斯说，他的孩子奥林匹娅下午很难入睡，除非把她背在身上，上下颠着才行。当时是夏天，天气很好，所以我建议他每天在同一时间带奥林匹娅一起外出散步，帮助她入睡，也帮助他自己走出家门，因为这一常规散步可以带给他与待在室内不一样的必要改变。一周后，麦克斯说，奥林匹娅在婴儿车里睡得很香，他和妻子也非常享受下午在附近散步休息的时间。这是一种双赢。

## 白噪音

　　许多父母坚信白噪音能帮助婴儿睡眠。1990 年，伦敦的科学家报告说，白噪音能让 80% 的 2 ~ 7 天大的新生儿在 5 分钟内睡着，而在没有白噪音的对照组中，只有 20% 的新生儿在 5 分钟内睡着。白噪音淹没了周围任何可能干扰婴儿睡眠的声音，同时白噪音本身也有一种舒缓作用，它被认为模仿了婴儿在子宫里接触到的声音。

虽然白噪音是一种很好的助眠工具，但要尽量少用，因为用多了效果会逐渐消失。晚上喂奶时可以将它关掉，如果把婴儿放回去睡觉时他又开始哭闹，就可以再次打开。白天小睡时不要用白噪音，只在晚上使用，它会成为一个信号，告诉婴儿现在是晚上，是睡觉时间。白天可以用其他声音帮助婴儿入睡。许多婴儿秋千床都有音乐功能，比如摇篮曲或大自然的声音，用这些声音来安抚婴儿被很多父母证实是有效的。还有多种白噪音机和智能手机应用程序可供我们选择。

## 安抚奶嘴

孩子哭的时候，父母愿意做任何事，只要能让他不哭。我一直都不主张用安抚奶嘴，但实在没办法的时候，也会尝试把奶嘴给莉娅和诺亚。莉娅很干脆，直接把奶嘴吐出来。但诺亚却接受了，他在第一个月过得非常安静。如果喂完奶后他还不满意，给他奶嘴，他就会心满意足——奶嘴能帮助他入睡。我们白天几乎听不到他哭闹了。

但到了晚上，情况就大不一样了。他夜里会醒很多次，然后开始哭，我要么给他喂奶，要么给他安抚奶嘴。到了第 5 周左右，我明白了，我实际上是训练了诺亚依赖奶嘴入睡。在白天这没什么大不了的，一旦奶嘴掉出来，你再把它塞回去即可。可是到了晚上，这就意味着宝宝一哭你就得爬起来把奶嘴塞回他嘴里，因为没有奶嘴他无法入睡。宝宝对奶嘴上瘾了！

我意识到奶嘴延缓了他学会自我安抚的时间，所以我做了一个激进的决定，要彻底戒掉诺亚的安抚奶嘴瘾。那天我扔掉了所有奶嘴，开始重新调整计划。在那天的 24 小时里，他一直很烦躁，我不得不承认最终我崩溃了，放弃了我的哺乳时间表，只要他一不高兴，我就给他哺乳。那阵子我变成了"人体安抚奶嘴"，奶水成了一剂安慰剂。渐渐地，我减少了哺乳次数，直到诺亚回归正常的时间安排。

虽然许多父母非常推崇使用奶嘴，且根据美国儿科学会的研究，奶嘴可以降低婴儿猝死综合征的风险，但我也不能仅凭我的个人体验以及与其他有类似经历的家长的交流情况就推荐它。一种不那么容易上瘾的选择是可吮吸的薄纱毛毯。大约从 4 个月大时起，诺亚就喜欢把毯子拽在手里，时不时吮吸一下。轻薄、透明的薄纱织物是透气的，所以你不必担心婴儿猝死综合征。但这种毯子仍然只能在白天小睡时使用，且使用时要随时关注婴儿的状况。

## 婴儿应该睡在哪里？

是让婴儿和你同睡一张床，或者同室但不同床，还是让婴儿睡在另一间房的婴儿床上，这在育儿界是一个广受争议的问题。"婴儿暗示"的育儿方式包括同睡一张床以避免哭闹。虽然对父母来说听到孩子的哭声是件不悦的事，但这是帮助孩子整晚安睡的最好方法吗？

除了安全方面的考虑（美国儿科学会反对父母与婴儿同睡一张床，因为这会增加婴儿猝死的风险），有充分证据表明，为婴儿创造空间，让他们学会自我安抚，对他们整晚安睡大有裨益。2017 年，伦敦大学学院的研究人员通过视频分析和睡眠日记，将与父母同睡的婴儿和独自睡在婴儿床上的婴儿进行了比较。他们发现，晚上和婴儿一起睡的父母会在几秒钟内对婴儿睡醒做出反应，并立即喂奶。相较而言，另一组父母则对独自睡在婴儿床上的婴儿睡醒反应稍缓，喂奶也相应较晚些。科学家们发现：在 3 个月大时，同床睡的婴儿中只有 25% 晚上睡眠超过 5 小时。相比之下，单独睡的婴儿中有 72% 晚上睡眠超过 5 小时，因为他们的父母总要延迟至少一分钟才来喂奶、安抚婴儿。换句话说，哪怕只推迟一分钟给婴儿喂奶，都会对婴儿晚上能否快速入眠产生实质性的影响。当婴儿就在你身边时，推迟安抚和喂奶几乎不可能，但是让婴儿睡在他自己的床上，或者最好让他睡在自己的房间里，这可以让父母有所克制，从而教会婴儿自我安抚。

让婴儿和你同室但不同床，还是让他单独睡在自己的房间呢？刚出生的几个星期，因为要频繁喂奶，让他睡在你的房间是合理的。过一段时间，如果可以的话，就应该让他在自己的房间睡了。你会注意到他对卧室里的声音非常敏感，妈妈在床上翻身或者爸爸的鼾声经常会把他吵醒。反过来，宝宝的各种咕哝声，虽然可爱，也会干扰父母的睡眠。

事实上，以色列科学家在 2015 年进行的一项研究表明，让婴儿睡在自己的房间可以显著改善母婴睡眠。研究人员比较了两种情况下的母婴睡眠，一种是母婴同睡一间房，另一种是婴儿单独睡一间房。他们发现，在婴儿 3 ～ 6 个月大时，与婴儿同睡的母亲比让婴儿单独睡在自己房间的母亲晚上醒来的次数更多，睡眠质量也更差。换句话说，把婴儿放到他自己的房间（让孩子睡在你听得到的地方，或者放置一个婴儿监控器，这样他醒来的时候你就能听到），至少能改善你和宝宝的睡眠质量。如果你想让宝宝晚上睡得更久一些，不让他睡在你的房间会更容易做到，因为这会让他练习自我安抚，避免你一听到他细微的哭声就去安抚他。

婴儿 2 个月左右是过渡到在自己房间单独睡的好时机。到那时，你就不必那么担心熟睡的宝宝了，你可以在自己的卧室里睡得更香。

当孩子开始蹒跚学步时，有时他会想躺到你的床上和你一起睡，比如做噩梦了或者生病了。当你的宝宝睡在你的床上，躺在你的身上或者蜷在你的臂弯里时，没什么比这更可爱了。但请注意，这也是他们喜欢的，等他们感觉好些了，你准备让他们回到自己的卧室时，小家伙们可能会另有打算。把习惯和父母一起睡的婴幼儿赶出去是非常难的，大多数父母都放弃了，让他们重新留下来。对于想要分开睡的父母来说，这实在是件令人沮丧的事。

## ☾★ 案例：

　　洛根的母亲劳拉在他 10 周大、13 磅（约 6 千克）重时再次找到我。洛根只有一个月大时我就指导了劳拉，自那以后他的睡眠质量有所改善。有几次他晚上甚至能睡 6 小时。尽管如此，无论白天还是晚上，大多时候洛根还是很难入睡。晚上经常每隔一小时就醒一次，劳拉不得不进行哺乳让他重新入睡。洛根和父母同睡一张床，晚上经常要抱好几小时才能睡着。白天他小睡 3 ~ 4 次，总共大约 6 小时。劳拉担心洛根睡得不够或不安稳，因为他睡觉时手脚不停地乱动，虽然没有哭，但看上去"很不满意"。

　　为了让洛根回归正常的睡眠，我建议劳拉首先给他买张婴儿床，放在单独的房间。她还装了一个婴儿监控器，这样分开睡她也会更安心。我建议劳拉把洛根的小睡时间从每天 6 小时减少到 4 小时，因为根据婴儿睡眠时间统计表，洛根白天睡得太多，影响了晚上的睡眠。此外，我指导劳拉进行温和睡眠训练，因为洛根正显示出准备就绪的迹象。

妈妈劳拉后来回复说，才几个晚上，洛根最长的睡眠时间就从每晚平均 3 小时突升到了 5 小时，也很少听到他哭了。她很兴奋。我建议继续进行睡眠训练，直到他整晚都能安睡。

你需要自己决定什么对你最重要，如果你更喜欢独享整张床，就不要养成让孩子和你一起睡的习惯。我的孩子们在生病时和我一起睡过几次，他们睡在我身边，或者说躺在我身上，那种感觉都好极了。我睡得很少，但我觉得这种亲密传递出的爱和关心能帮助他们成长。然而，第二天晚上我坚持要把他们放回小床，因为我不想让他们养成把妈妈当枕头的习惯。

## 从婴儿床过渡到床

什么时候适合过渡到大孩子的床？怎么过渡？不用急着把你的孩子转移到"真正"的床上。孩子们喜欢生活规律，一切如常，在小床里他们感觉舒适，有安全感。只要孩子在婴儿床里是安全的，我建议就让他睡在那里。通常在3岁左右，但有时更早，孩子们就开始尝试着自己爬出婴儿床，这就不安全了。一旦他们尝试"越狱"，就该换到大孩子的床上了。在换床之前，确信你的孩子睡眠很好，在晚上和夜间都有倦意，否则他会每隔5分钟就爬起来，要求你陪他玩。在换大床前几天向他提及此事，实事求是地向他解释，从现在开始，他要睡在大孩子的床上了，但其他一切如常。他在床上时保持夜模式，直到早上你或你的伴侣进来叫醒他。如果睡大床扰乱了他的就寝时间、夜间睡眠或清醒时间，这就意味着必须根据第二步的内容重新核查他的时间表。记住，床不是孩子睡不好的原因——通常，时间表才是。

## 兄弟姐妹

本书中所有核心建议都是在我生下第一个孩子莉娅时提出的。当第二个孩子诺亚出生时，莉娅2岁了。她睡眠很好，但新生宝宝诺亚可不是这样。一开始的头两个月他睡在我们的卧室里，之后我就把他放到他自己的卧室去，这既是为他好，也是为我们好。他和我们的睡眠都有所改善，但他总在夜里醒来大哭。我担心会把莉娅吵醒，所以每次诺亚哭的时候，我都会尽快冲过去给他哺乳。谢天谢地，莉娅很少被吵醒。

诺亚 3 个月大时，我想训练他睡觉（训练方法参见第十二章和第十三章），我知道他要学会自我安抚就会有更多的哭闹。最大的问题是我如何确保莉娅不被吵醒，因为如果那样我就得对付两个不睡觉、哭闹的孩子了。答案原来很简单：单独的房间、白噪音和夜模式。

## 单独的房间

理想情况下，在接受睡眠训练前，每个孩子都应该在自己的房间睡觉。如果因为空间限制难以实现的话，睡眠较好的那个孩子应该和你一起睡，直到另一个孩子整晚都能安睡。如果你把睡眠较差的那个孩子——通常是新生儿——留在身边，你们就会不停地把对方吵醒。而且，如果宝宝不在你面前哭闹，睡眠训练也会更容易些。一旦你做好了睡眠训练的准备，就把小宝宝放到他自己的房间，让大一点的孩子和你在一起。如果大家都睡在同一间房，白噪音和夜模式就尤为重要了。

## 白噪音

如果两个孩子分别睡在不同的房间，那么就在每个房间放置一台白噪音机。如果大孩子睡在你的房间，那么在你的卧室里放一台白噪音机，哄孩子们睡觉时打开它。这样，当新生儿哭时，睡得好的那个孩子就不会被吵醒了。在像城市这样嘈杂的地方，它还有助于掩盖可能干扰睡眠的交通噪音。如果大家都睡在同一间房，白噪音就尤为重要，它可以防止相互吵醒。

相较睡眠后期，睡眠前期阶段的清醒和哭闹不会对另一个孩子的睡眠造成太大影响。为什么？当婴幼儿正在填补其睡眠需求时，夜间睡眠压力会降低。因此，其清醒阈值在夜间睡眠开始时最高，在早晨起床前最低。而早晨婴儿的哭闹最有可能吵醒家里的其他孩子。因此，白噪音在清晨尤为重要。

## 夜模式

无论新生儿睡眠多好或多差，在孩子们睡觉的每个房间都要保持夜模式。如果大孩子被新生儿的哭声吵醒，或者因为其他原因哭着醒来，要保持夜模式就很困难了。尽量不要让大孩子终止夜模式离开他的房间。如果可以的话，让你的伴侣照顾一个孩子，而你则安抚另一个。严格的夜模式可以防止节律弱化，对于大孩子，这是至关重要的。记住，如果你让他起得太早，就会向他的大脑发出这其实就是新的清醒时间的信号，他会被调入新的节律，即使这个新的清醒时间是讨厌的早晨 5 点。

## 创造理想的光线和睡眠环境要点

- 建立昼模式和夜模式
- 夜模式下只开红光灯
- 白天小睡不要睡得和晚上一样舒服
- 只在晚上使用襁褓、白噪音和其他工具来帮助婴儿整晚安睡
- 做出适合你的家庭的睡眠安排

# 第二步：制订理想的睡眠和小睡时间表

关于如何为婴儿创造一个理想的睡眠环境，现在你已经是专家了。但是在制订时间表和日程表方面呢？我们什么时候该给婴儿喂奶，什么时候该让他睡觉？我们是否应该根据婴儿的示意来做决定？所幸科学可以帮助我们解决这些关键问题。

我们在"睡眠的科学"一部分中了解到，生物钟是非常精准的，也就是说，你的步调与自己的内在节律越一致，每天入睡和清醒就越容易。用通俗的话来说就是，每天在同一时间做同一件事，不要有任何例外。应该为晚间睡眠、小睡和喂奶设定固定的时间。此外，你还可以在时间表中添加每天外出、玩耍或其他活动的具体时间。在接下来的章节中，你将学习如何制订并执行婴儿时间表的不同内容，包括从他出生那天起就进行的吃奶、睡觉、起床、小睡以及其他常规活动。

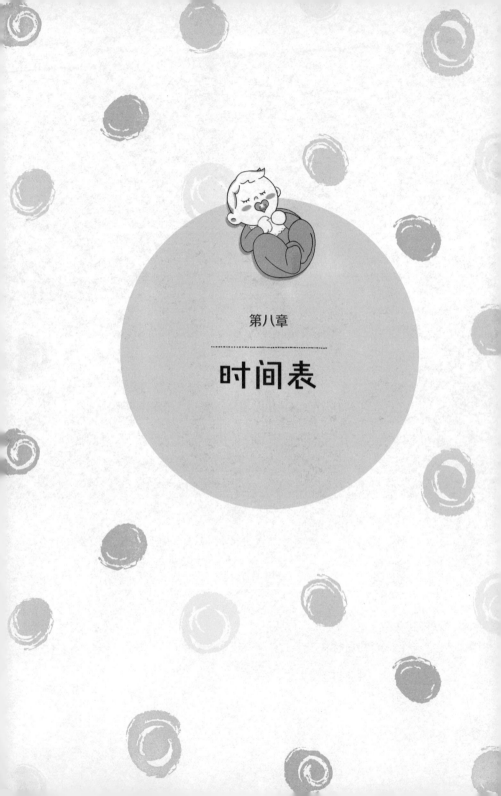

第八章

时间表

多项研究表明，遵循一定的时间安排可以减少婴儿哭闹，缓解父母疲劳。父母们面临的主要问题是，如何让婴儿遵循时间安排，以及从哪个年龄段开始更有可能遵循时间安排?

## 新生儿

孩子刚出生，医院或儿科医生就告诉我们要按需喂奶，新生儿应该每2小时醒来吃一次奶，晚上可能会连续睡上3~4小时。

通常，医生建议晚上在婴儿睡眠4小时后叫醒他们吃奶，直到恢复出生时的体重（除非是早产儿，这种情况医生会建议一个不同的目标体重）。出生后，婴儿从母亲子宫内血液的持续养分供应过渡到间歇性的母乳喂养，在这个过程中体重开始下降。在婴儿恢复出生体重之前，促进充分的水合作用，摄入充足的卡路里尤为重要。在婴儿出生后的1周到1个月间，体重一般可以得到恢复。在此期间，晚上每4小时睡眠后叫醒婴儿喂一次奶，白天每2小时喂一次奶。

一旦婴儿恢复了出生时的体重，通常就可以让他整晚睡觉了。真好！我的第一个孩子莉娅就经历了这样的过程。两周大时，她恢复了出生时的体重，从那以后就一觉睡到天亮。

我的第二个宝宝则完全不同。儿子诺亚出生后，在最初的24小时里，他每15分钟吃一次奶，然后在接下来的48小时里每半小时吃一次奶。他只会吃几分钟，甚至没吃空一个乳房，就会睡一会儿，然后又饿醒了，如此反复。这样的情形让我们抓狂了3天之后，我问我的助产师该怎么办，她告诉我他应该每2小时吃一次奶，其间睡觉。我照办了。我在他吃奶时给他脱衣服，在他快睡着时给他吹气，让他保持清醒，这样他能多吃些，在两次喂食之间也可以睡得更久。只这样喂了两次之后，就基本可以每2小时喂一次了，我也因此变得更加清醒冷静了，因为我可以在他睡觉的时候补上一点觉。当宝宝每15～30分钟吃一次奶的时候，睡觉简直是一种奢望。

这表明，虽然这个阶段我们还不能给婴儿施加任何节律，但即使是新生儿也会对我们为鼓励他们吃奶和睡觉所发出的信号做出反应。

再次强调，新生儿白天应该每 2 小时吃一次奶，其间睡觉；晚上可以每 4 小时吃一次。为了让瞌睡的婴儿保持清醒以便多吃一会奶，直到吃饱为止，可以给他们脱掉衣服，拿一块湿冷的布去触碰他们，或者对他们吹气。

## 为什么时间表很重要

婴儿作息经常会产生混乱，而严格的常规生活却要求无视他们所有的示意。其实有一种自然的方式能为宝宝和你自己建立生活常规。婴儿自发的进食和睡眠，如果不加以温和的强化训练使其过渡成为常规，那么就会出现问题，因为他们还没有判断时间的线索。更重要的是，他对自己的了解还不足以让他明白自己的需求。他可能不开心，但不知道为什么不开心，也许是因为饿了，也许是因为累了，也许是因为另一个我们永远不可知的原因。更糟糕的是，如果生活不规律，我们每次都不得不尝试各种可能的方式——喂奶、换尿布、试着把他放下——这些都让你和宝宝筋疲力竭。等你弄清楚他需要什么时，他可能已经哭了 20 分钟，很难安抚了。

如果进食和睡眠时间规律，你就会明白宝宝在特定时间的特定需求：小睡前不开心是因为他累了，睡觉会让他心情舒畅；早上 10 点发脾气是因为饿了，给他喂奶或哺乳会平息他的烦躁。当然，有时候你还是会搞不明白宝宝为什么哭闹，但这种情况会大为减少，因为通常你制订的常规活动会满足宝宝的需求。

与不定时的进食和小睡相比，定时安排还有什么其他好处呢？少一点压力，少一点哭泣，多一点自由。婴儿会很快清楚何时该进食，而不会在其他时间期待食物。总体来说，他会更平静，因为他的身体机能更加规律了。对你来说，时间表大大简化了生活。如果喂完奶一小时后宝宝还是烦躁不安，你就知道不能再喂奶了，而是要换一种方式安抚他，因为他不可能是饿了。如果刚好是在喂奶时间前他烦躁不安，那一定是饿了，你可以开始喂奶前的常规活动，抱起他到处走走，或者给他换尿布，或者按摩他的小肚子。

对你来说，时间表意味着你可以找回一点属于自己的生活，因为现在可以更好地规划你的一天了。你可以工作，看医生，或者在上午 11 点半和朋友一起喝咖啡，因为你的宝宝吃饱了，所以他在接下来的 2 小时里会很开心。这真是太美妙了！那么我们如何制订一份进食和小睡时间表呢？即使在出生的前几周，婴儿频繁吃奶的阶段，你也可以开始制订进食时间表。首先为晚上睡前最后一次喂奶设定一个固定的时间，然后再设定一个早上第一次喂奶的时间。

## 设定就寝时间和早晨清醒时间

这个方案的美妙之处在于，你可以选择适合你的睡眠和清醒时间。在这方面本书不同于其他睡眠训练建议。你需要从一开始就弄清楚你想要什么样的时间表，把宝宝和你的睡眠周期调节成同步。太早让宝宝睡觉会导致他醒得太早，因为他一次只能睡几小时，即使在夜模式下也是如此。如果你的宝宝一次最多睡 5 小时，那么你晚上 7 点让他睡觉，他就会在半夜醒来，醒来之后就再也睡不长也睡不好了。除非你也想晚上 7 点上床睡觉，否则宝宝的时间就会和你不一致。

设定合适的作息时间最好的方法就是从你期望的起床时

间起往回倒推。这对大多数父母来说是合乎情理的，因为他们最终不得不重返工作，或者还有其他孩子要在某个特定的时间起床。例如，如果你的目标是早上 8 点起床、晚上 11 点睡觉，那么晚上 11 点到第二天早上 8 点是夜模式的核心时间。宝宝最后一次吃奶就应该是在这之前，也就是晚上 10 点半，而且应该是在夜模式下进行，这就是告诉宝宝现在该睡觉了。在这之前，要执行晚上的常规程序，以引导宝宝期待上床睡觉。

如果晚上要多次哺乳，几小时内你都不能睡觉，那你可能需要在晚上开始或结束时增加一个缓冲，以便得到充足的休息。如果宝宝晚上吃 3 次奶，每次喂奶、换尿布、哄宝宝的时间为 40 分钟，你就可以把夜模式向前推 3×40 分钟 =2 小时，以获得充足的睡眠。那么最后一次喂奶应该是晚上 8 点半，睡觉时间应该是晚上 9 点。或者你也可以在晚上和早上各增加一小时。宝宝每减少一次夜奶，你都要调整就寝和清醒的时间。

如果婴儿的夜间睡眠和吃奶次数仍然反复无定（通常是在最初的 2 个月），那么整个过程可能会有些棘手。解决方法是选择能让你得到充足休息的就寝时间和清醒时间，并在这段时间内保持夜模式。婴儿很快就会知道这是睡觉的时间。即使他仍然需要经常吃奶，也会在吃奶后很快入睡，不会期待白天的玩耍和活动。关键是要保持严格的夜模式直至你指定的清醒时间。

现在，让我们一步一步地为1周大的新生儿制订一份时间表。

第一步：确定你期望的起床时间。比如早上7点。

第二步：确定你晚上不能睡觉的总时长。比如1小时。

第三步：参见婴儿睡眠时间统计表，找到孩子年龄段所对应的数据。1周大的婴儿晚上应该睡9小时（夜醒吃奶时长另计）。

第四步：计算就寝时间。你期望的起床时间减去婴儿总的夜间睡眠时长，也就是早上7点减去9小时，得出晚上10点应该就寝。由于夜间要多次起来，在夜晚开始时增加1小时的缓冲时间，所以就寝时间是晚上9点。就寝前的例行常规活动，比如喂奶，至少要提前30分钟，也就是晚上8点半开始。

你的时间表：晚上8点半开启夜模式，喂奶，晚上9点睡觉，早上7点起床。

## 制订白天的喂奶和小睡时间表

我们知道，婴儿生来就有生物钟，但这个时钟无论在内部还是外部都还不协调——婴儿的时间表变化无常。给新生儿强加一个严格的睡眠时间表既不可能也没意义，但是制订一个喂奶时间表，保持固定的作息时间却大有益处。对于 1 个月大的婴儿，尽量保持喂奶规律，看看怎样做最利于小睡，因为吃奶后婴儿很快又会犯困。

如果你想在晚上 10 点半上床睡觉、第二天早上 8 点起床，那么不管晚上喂了几次奶，也不管上一次是几点喂的，一定要保证每晚 10 点最后一次喂奶，每天早上 8 点喂第一次奶。固定几次喂奶时间，并将其作为授时因子坚持下去。最后，再设置其他的喂奶时间。即使新生儿每 2 小时就要吃一次奶，你也可以这样做，但只有喂奶间隔变长了，比如每 2.5 ～ 3 小时一次，这么做才开始真正变得有意义。具体何时执行取决于你的宝宝，尤其是他体重的增长。每个宝宝都不一样，你自然要尊重宝宝的需求，因为他会通过哭闹、小嘴找乳头、把手放进嘴里来向你示意他饿了。如果宝宝仍然需要每 2 小时哺乳一次，那就喂吧。等他长大到可以 3 小时不进食的时候，就可以填写喂奶时间表了。在最上面填上你设定的清醒时间，在最下面填上你设定的就寝时间。

新生儿大部分时间都在睡觉，随着婴儿年龄的增长，他在吃奶后醒着的时间会变长。同时，小睡次数也会减少。你会发现出现这样一个新模式：吃奶，清醒一小时，

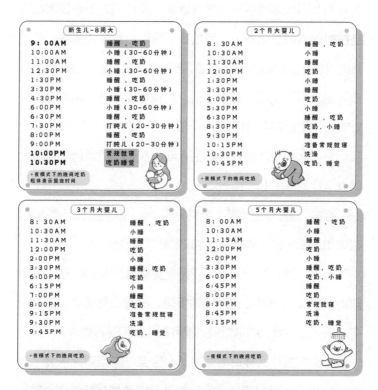

**新生儿-8周大**

| 9：00AM | 睡醒，吃奶 |
| --- | --- |
| 10：00AM | 小睡（30-60分钟） |
| 11：00AM | 睡醒，吃奶 |
| 12：30PM | 小睡（30-60分钟） |
| 1：30PM | 睡醒，吃奶 |
| 3：30PM | 小睡（30-60分钟） |
| 4：30PM | 睡醒，吃奶 |
| 6：00PM | 小睡（30-60分钟） |
| 6：30PM | 睡醒，吃奶 |
| 7：30PM | 打盹儿（20-30分钟） |
| 8：00PM | 睡醒，吃奶 |
| 9：00PM | 打盹儿（20-30分钟） |
| 10：00PM | 常规就寝 |
| 10：30PM | 吃奶睡觉 |

+夜模式下的晚间吃奶
粗体表示固定时间

**2个月大婴儿**

| 8：30AM | 睡醒，吃奶 |
| --- | --- |
| 10：30AM | 小睡 |
| 11：30AM | 睡醒 |
| 12：00PM | 吃奶 |
| 1：30PM | 小睡 |
| 3：30PM | 睡醒 |
| 4：00PM | 吃奶 |
| 5：30PM | 小睡 |
| 6：30PM | 睡醒，吃奶 |
| 8：30PM | 吃奶，小睡 |
| 9：30PM | 睡醒 |
| 10：15PM | 准备常规就寝 |
| 10：30PM | 洗澡 |
| 10：45PM | 吃奶，睡觉 |

+夜模式下的晚间吃奶

**3个月大婴儿**

| 8：30AM | 睡醒，吃奶 |
| --- | --- |
| 10：30AM | 小睡 |
| 11：30AM | 睡醒 |
| 12：00PM | 吃奶 |
| 2：00PM | 小睡 |
| 3：30PM | 睡醒，吃奶 |
| 6：00PM | 吃奶 |
| 6：15PM | 小睡 |
| 7：00PM | 睡醒 |
| 8：00PM | 吃奶 |
| 9：15PM | 准备常规就寝 |
| 9：30PM | 洗澡 |
| 9：45PM | 吃奶，睡觉 |

+夜模式下的晚间吃奶

**5个月大婴儿**

| 8：00AM | 睡醒，吃奶 |
| --- | --- |
| 10：30AM | 小睡 |
| 11：15AM | 睡醒 |
| 12：00PM | 吃奶 |
| 2：00PM | 小睡 |
| 3：30PM | 睡醒，吃奶 |
| 6：00PM | 吃奶，小睡 |
| 6：45PM | 睡醒 |
| 8：00PM | 吃奶 |
| 8：30PM | 常规就寝 |
| 8：45PM | 洗澡 |
| 9：15PM | 吃奶，睡觉 |

+夜模式下的晚间吃奶

图8-1　新生儿～5个月婴儿的时间表样表

睡一两小时。注意这些模式，并把它们纳入你的时间表。为什么婴儿出生时睡那么多？虽然这个问题还没有明确的答案，但我们可以从睡眠压力角度试着理解婴儿的频繁睡眠。

就像睡眠训练、小睡和与父母同睡一样，婴儿喂养是育儿界和儿科领域的另一个热点话题。父母们对于是按需喂还是按时间表喂意见不一。虽然我不建议给新生儿强加一份严格的时间表，但值得注意的是，在新生儿重症监护室住院的早产儿在发育完全出院回家之前，是按每 3 小时一次的时间安排喂奶，直至足月，具体取决于他们体重的增加情况。在家里，我们每天大约每 2 小时给新生儿喂一次奶，通常两个月后就可以延长到每 3 小时喂一次。

通常，婴儿早上比晚上更易犯困，早上刚醒很快又要小睡。喂奶和小睡的时间越规律，你和宝宝就越轻松。

晚上，婴儿往往会更饿，需要更频繁地吃奶，这可能造成对月份较小的婴儿的经常性喂奶，称为密集哺乳。这是很有益的，因为晚上喂饱他们，就可以让他们睡得更久。

怎么知道什么样的时间表适合宝宝？一旦婴儿恢复了出生时的体重，每次喂奶之间的间隔就应该能够持续 2 小时。

这个间隔时间会慢慢增加。如果你总是看到宝宝在吃奶后很开心或者能睡 2 小时，就可以试着把间隔延长到 2 小时 15 分或者 2.5 小时。如果这样可行，那么坚持下去，直到宝宝又表现得很开心或能连续睡上 2 小时，这说明宝宝在向你表示两次喂奶之间的间隔可以更长。参见新生儿~ 5 个月的婴儿时间表样表（图8-1）。我的两个孩子几乎完全遵循了这些时间表。

案例：

还记得上文提到的劳拉和洛根吗？劳拉第一次联系我时，洛根才一个月大，劳拉累得要命，因为自从洛根出生后她就几乎没睡过一个好觉。更糟糕的是，她甚至不知道什么时候是白天，什么时候是晚上，一切都变得模糊起来，因为洛根经常每 30 分钟就醒一次，然后哭闹，尽管他也有几次在晚上连续睡了 4 小时。

首先，我帮劳拉制订了一份时间表。她喜欢早上 7 点起床，需要 8 小时的睡眠才能感觉良好。由于洛根经常夜醒，我们需要在夜模式中增加缓冲时间，这样劳拉晚上就能有充足的睡眠。我们确定洛根的就寝时间是晚上 10 点，清醒时间是早上 8 点，在这两个时间之间是严格的夜模式。早上多出的一小时可以让劳拉多睡一会儿，以弥补晚上缺失的睡眠。就寝时间较晚，是晚上 10 点，因为那是洛根最长的连续睡眠时间——4 小时——的开始时间。这个时间劳拉开始上床睡觉，这样她就能在洛根再次醒来前整整睡上 4 小时。在这个年龄，小睡不应受限制，但我还是建议劳拉在白天不要用襁褓包裹洛根，小睡时房间也不宜太暗，也不建议她使用白噪音或让洛根周围太安静。我们希望洛根白天有充足的睡眠，这样他就不会过于疲乏，但同时又要保持足够的睡眠压力，这样晚上才能睡得更久。我告诉劳拉可以查阅婴儿睡眠时间统计表，随着洛根渐渐长大，可以开始限制他的小睡，如果超过了建议的小睡时长，就轻轻唤醒他。

制订睡眠时间表对妈妈和宝宝都非常有帮助。劳拉反馈说她睡得更多了，感觉更像以前的自己了。

## 为什么要制订小睡时间表?

　　与让婴儿自己决定什么时候睡觉相比，由父母安排小睡有什么好处? 对婴儿的作息进行总体规划会给婴儿和父母带来极大方便。婴儿在一天当中的某些时候会犯困，但如果你不帮助他认识到自己的困倦，不在这些可预测的时间把他放下睡觉，他就会烦躁好几小时，不知如何是好。有时他会困得睡着，有时又不会，这样的话你就得对付一个不开心的宝宝。最好是为婴儿制订一份小睡时间表，有条理地安排他的一天。这样对婴儿来说就不会有任何意外，他会知道当感到困倦的时候，就需要睡觉。

　　科学家认为婴儿的睡眠压力比成年人上升得快得多，这就解释了为什么他们睡得这么频繁。这与我们的观察结果非常吻合。新生儿只在吃奶时醒来，之后很快又睡着了。随着婴儿年龄的增长，他会更加机敏，观察周围的环境，并与之进行更多的互动。随着婴儿的成长，小睡的时间间隔会越来越长。

　　当你准备好把喂奶时间固定下来时，小睡时间的安排自然就提上了日程。新生儿的小睡时间间隔非常短，他们大部分时间都在睡觉，醒来只是为了吃奶。几天后，他在每次吃奶后可以清醒一小会儿。当小睡间隔时间达到 2 小时以上时，你可以在把他放下睡觉或吃奶之前，先和他玩一会儿，以强化这种模式。

父母常觉得应该在每次小睡后立即给婴儿喂奶，尤其是新生儿更是如此，他们每 2 小时就需要吃一次奶。但随着婴儿长大，这就没必要了。婴儿是在小睡前、小睡后还是两次小睡之间吃奶，都无关紧要。唯一一次必须在睡前吃的奶是晚上的就寝，因为把他喂饱可以让他平静下来，从而过渡到夜间睡眠。白天，小睡时间和进食时间可以不安排在一起，因为睡眠需求和饥饿感是不相关的。

例如，在 3 个月大时，婴儿在两次小睡之间会有 2 ～ 2.5 小时的清醒状态，但喂奶间隔已经可以是 3 ～ 3.5 小时了。同样，白天的小睡间隔在增加，而喂奶次数在减少。婴儿在早上最困乏，随着时间的推移，小睡之间保持清醒的时间会越来越长。相反，婴儿往往在晚上更感到饥饿，也要更频繁地吃奶。因此，进食并不需要与小睡的开始或结束时间一致。

为了避免陷入由于经常哺乳导致的人体安抚奶嘴困境（见第 115 页），妈妈们需要尽可能地寻求帮助。爸爸、祖父母、朋友、保姆或临时保姆都可以在小睡时间带婴儿出去散步。婴儿不用吃奶也可以睡着。如果这种情况在每天同一时间持续发生，就会强化这次特别的小睡时间。

 案例：

　　凯蒂让我帮帮她 5 个月大的宝宝艾娃。艾娃出生时体重 5 磅半（约 2.5 千克），5 个月大时体重 12 磅（约 5.5 千克）。艾娃晚上总要醒好几次，睡不了整觉，而且通常早上 5 点就睡醒了，这对她的父母来说太早了。艾娃的常规就寝时间是下午 6 点 15 分，妈妈或爸爸通常会轻摇她入睡。晚上 11 点和凌晨 3 点会醒来，凯蒂通常会哺乳让她重新入睡。凯蒂告诉我，艾娃的睡眠很不规律，只在极少数情况下才会连续睡上 8 小时。艾娃的小睡时间也很随意，平均每天小睡 3 ~ 4 次，白天的总睡眠时长从 3 到 4 小时不等。

　　要帮助艾娃晚上睡得更久，很多方面需要做出改善。首先，我帮凯蒂调整了艾娃的房间环境以优化睡眠——让她买了红光灯和遮光百叶窗。然后我们让艾娃按时间表小睡和吃奶。凯蒂查看了婴儿睡眠时间统计表，与我一起制订了一份适合家里每个人的时间表。

根据统计表，5个月大的婴儿平均每晚睡10.5小时，这意味着如果期望艾娃早上7点睡醒，就寝时间就应该不早于晚上8点半——艾娃晚上6点15分就寝太早了。月份较小的婴儿在晚上最初会有一段较长时间的睡眠，你当然希望这段时间最好在自己的就寝时间前后，这样你就能美美地睡上一觉。

凯蒂养成从晚上8点开始准备睡觉的习惯，包括洗澡、读书、唱歌和哺乳。我向凯蒂解释为什么应该在宝宝醒着的时候把她放入婴儿床，而不是哺乳哄睡后再放到床上，因为这样可以帮助她学习自我安抚。

除了这些改变，凯蒂和我还制订了一份小睡时间表。大多数5个月大的婴儿白天的睡眠时间约为2.5小时，这个年龄段通常小睡次数会从3次过渡到2次。我们让艾娃慢慢地过渡到一个固定的3次小睡的时间表。根据这份时间表，她早上睡45分钟，午餐后睡一小时，下午睡45

分钟。如果艾娃睡得太久，完全可以唤醒她；如果她发脾气，父母可以用玩具分散她的注意力，或者凯蒂可以给她喂点儿奶让她平静下来。

仅是这些改变就使凯蒂和艾娃较之前有了很大的不同。接下来我们进行了温和睡眠训练，艾娃的睡眠在短时间内就得到了显著改善，全家人都获得了急需的休息。

## 晚上的密集哺乳

在晚上 7 点到就寝时间之前，婴儿可能睡得不多，这没关系，因为经过这段时间的清醒后，他就会平静入睡。婴儿在这段"黄昏闹"的时间里总是很烦躁，因为一整天下来他们都累坏了。实际上睡眠科学家认为，婴儿在晚上经常发脾气的原因是他们的睡眠节律还没有发育成熟。作为成年人，我们通常能够保持适度的清醒状态，直到我们感到非常疲倦想去睡觉。对婴儿来说，临近晚上，睡眠压力会加大，即使还没到睡觉时间。这就是为什么他们在睡觉前的几小时会如此烦躁。这时，他们常常需要更多的关注和安抚——这让大人疲惫不堪。他们也可能会更频繁地进食，甚至为了晚上那段较长的睡眠而需要密集哺乳。

许多父母发现自己每天到这个时候就会筋疲力尽，想一下子处理好所有的事情是很难的。让我们继续阅读本书，从中找到好办法最大限度地减少"黄昏闹"时段里婴儿的烦躁，安抚好他。要知道，过了这段烦躁时间，就要开始你的常规就寝了，而宝宝也要安静下来，经历晚上最长的睡眠时间了。

## 人体安抚奶嘴困境

对于哺乳期妈妈来说，看到宝宝哭闹又不能把奶头塞给他是很难受的，因为这是让他安静下来的最便捷方法。但这个方法的问题在于，它会导致妈妈需要不停地哺乳，而婴儿也会习惯总是有奶头在嘴边。如果喂得太频繁，婴儿就不会吃饱，只会吮吸一点点，然后很快又饿了。这对父母和宝宝来说都是很累的。所以一定不要动摇，依照你的时间表坚持到下一次喂奶时间再哺乳——不管你上次喂奶是 2 小时、2.5 小时还是 3 小时前。请记住，新生儿需要每 2 小时喂一次奶；而在晚上睡前的"黄昏闹"时段，婴儿需要密集哺乳，你在此时段得多安排几次哺乳。

就我个人而言，每当莉娅和诺亚烦躁不安时，我很难不去哺乳。在请了保姆，我又重返工作后，我们才得以打破把吃奶当作吃零食的习惯。因此，寻求可能的帮助——如果可行，让你的伴侣、家庭成员或保姆照顾孩子。

如果婴儿在吃奶或小睡时间前烦躁，可以换一种方式让他平静下来。例如，轻摇他，推着婴儿车出去走走，在地板上和他一起玩耍，给他洗个澡，唱首歌，或者听听音乐。除了制订吃奶和睡眠时间表，还应该制订另一份计划，如：每天下午 5 点按摩小肚子，6 点外出散步，7 点听音乐。像这样安排你的一天听起来有些过分，但却可以帮助你和宝宝知道接下来要做什么，宝宝也会慢慢习惯，或者用时间生物学术语来说，内外偶联良好有助于他应对感到疲倦但又未疲倦到足以睡着的那种状态带来的不安。

如果婴儿很烦躁，并且也到了睡觉时间，可以使用摇床、襁褓、电动秋千床或其他助眠工具来帮助宝宝入睡。再一次强调，同一个小睡时间尽量用同一种助眠方法，让你自己和宝宝形成常规活动。

**案例：**

妈妈娜塔莉亚和爸爸阿米尔最近感到十分绝望。他们 6 个月大的孩子卢卡斯是个快乐的宝宝，除了晚上睡觉的时候。他最大的问题是，如果晚上妈妈不躺在他身边给他哺乳，他就不肯睡觉。这实际上把娜塔莉亚变成了一个人体安抚奶嘴，一旦她胆敢把奶头从卢卡斯嘴里抽出并离开，20 分钟后他就会醒，哭着要求她再回来。这真令人疲惫不堪。

小睡也是件难事。卢卡斯只有被爸爸或妈妈背在背带上晃动才能睡着。如果把他单独放到婴儿床上，不管白天还是晚上，他都会立刻扯着嗓子大哭。

为了摆脱人体安抚奶嘴的困境，我带娜塔莉亚和阿米尔学习了本书的基本方法。他们把卢卡斯转换到一个单独的房间，装上了遮光窗帘和红光灯。然后我们制订了睡眠时间表。卢卡斯总是在早上 7 点到 7 点半之间醒来，小睡 3 次，每次 1 小时，然后在晚上 7 点睡觉。我们将他的小睡总时长限制在 2.5 小时，并将就寝时间调整到晚上 8 点半。

要打破旧模式最难的是如何让他一觉睡到天亮。我们需要重新训练卢卡斯接受自己单独睡，用自我安抚而不是父母安抚的方法入睡并保持睡眠状态。这真的很难，尤其是对一个 6 个月大的孩子。他会反抗，这时父母必须得经受住，其实也就是一点哭闹而已。我向娜塔莉亚和阿米尔介绍了我的温和睡眠训练背后的科学原理，我们一起制订了计划，晚上最多每 4 小时给卢卡斯哺乳一次。

两周后，当我回访娜塔莉亚和阿米尔时，他们坦言睡眠训练进展不太顺利。他们的公寓尚在装修中，因此两个孩子都睡在父母的房间，无法开展温和睡眠训练。一个月过后，在经历了许多个不眠之夜后，娜塔莉亚内心终于凝聚起力量，开始实施我的方案。他们把孩子从他们的卧室里生生"赶"了出去。卢卡斯晚上开始哭闹时，娜塔莉亚也不会立即给孩子哺乳。仅仅过了两个晚上，奇迹就出现了：卢卡斯有时仍然会醒来哭闹，但他的睡眠从每小时醒一次变成了每 4 ~ 5 小时醒一次，有时甚至会自己重新入睡。

太棒了！

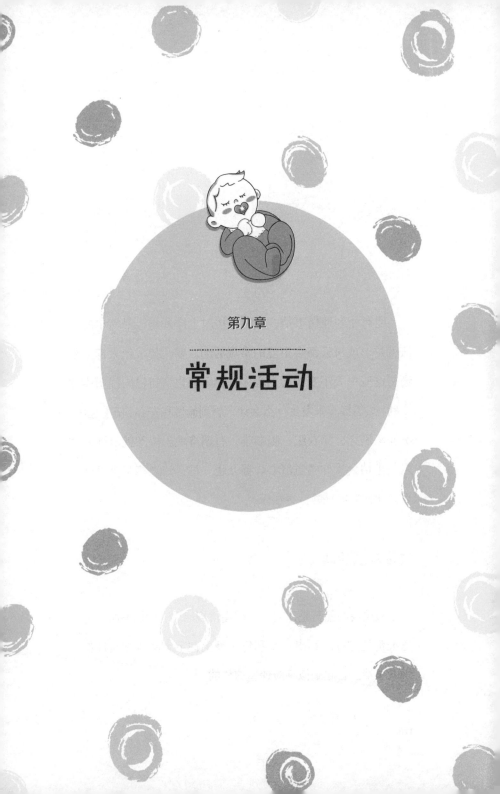

第九章

常规活动

要有计划地做事情，如晚上按时上床睡觉，最简单的方法就是形成每天都会重复的常规活动。婴儿和成年人都乐意遵循这些每天不变的行为程序。你可能也从自己的经历中体会到，知道接下来发生什么会让人感到愉悦和安心。早上起床、洗澡、刷牙、穿衣服、喝咖啡，有期待地、按部就班地完成这些事情会让你感觉舒心。婴儿也一样，知道接下来发生什么会让他们更平静，更快乐。

## 就寝常规活动

最重要的任务是建立一个就寝常规活动，然后坚持下去，每天都是如此。列出一系列每天晚上在宝宝睡觉之前你都要做的事情。看起来似乎应该是这样的：

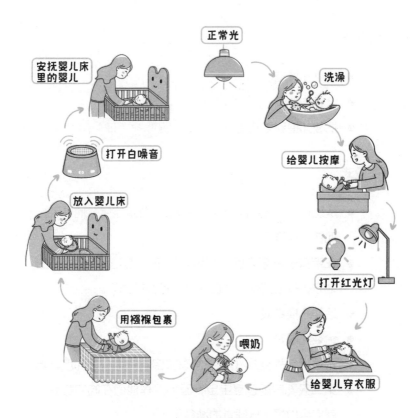

图 9-1　就寝常规活动

>>> 每晚睡前都经历同样的一系列事情有助于婴儿过渡到睡眠状态。你不必践行这里显示的每一项内容，也可以将它们换成其他做法，比如读书或者唱歌。重要的是每天晚上做同样的事情，这样婴儿就会知道接下来发生什么。唯一不容替换的是灯光，一旦开启夜模式，就用遮光窗帘保持婴儿室的黑暗，自那刻起，整晚只开红光灯。

## 睡前模式

- 给婴儿按摩。
- 给婴儿洗澡。
- 把婴儿抱到婴儿室去。

## 夜模式

- 从现在起，不要再说话，只低语。告诉宝宝，他累了，现在该睡觉了。
- 在带孩子进来之前，布置好卧室/婴儿室和换尿布的地方，拉上窗帘，关日光灯，打开红光灯。
- 给婴儿换衣服。
- 给婴儿喂奶。
- 用襁褓包裹婴儿（我通常在宝宝吃空第一只乳房，吃第二只乳房前包裹宝宝，因为这样他们在吃完奶后，就完全做好上床睡觉的准备了）。
- 把婴儿放入婴儿床。
- 打开白噪音。
- 如果婴儿哭闹，轻摇摇篮或轻抚躺在婴儿床里的他。尽量不要去抱他。如果他还不肯安静下来，不得不抱起来，也不要喂奶。

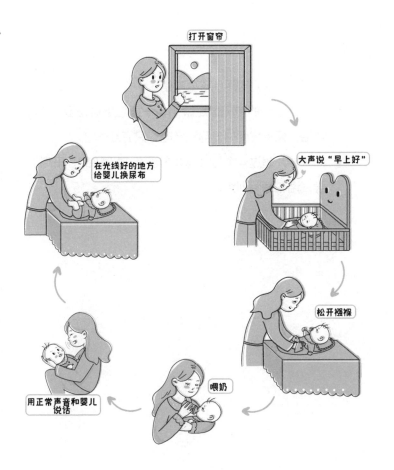

**图 9-2　早起常规活动**

>>> 每天早晨，当你期望的起床时间到来时，走进婴儿室，打开窗帘，大声说"早上好"。接下来松开婴儿的襁褓，给他喂奶，换衣服，做所有这一切时都用正常的白天的声音和他说话，让他明白新的一天从现在开始了！

夜间注意事项

- 在下一次喂奶时间前不要喂奶。

- 在他卧室内的专门区域喂奶，一直包裹着褟褓，不要
  说话。保持房间的安静和黑暗，只亮红光灯。

- 如果婴儿超过4个月大或体重超过11磅（约5千克），
  尝试温和睡眠训练。

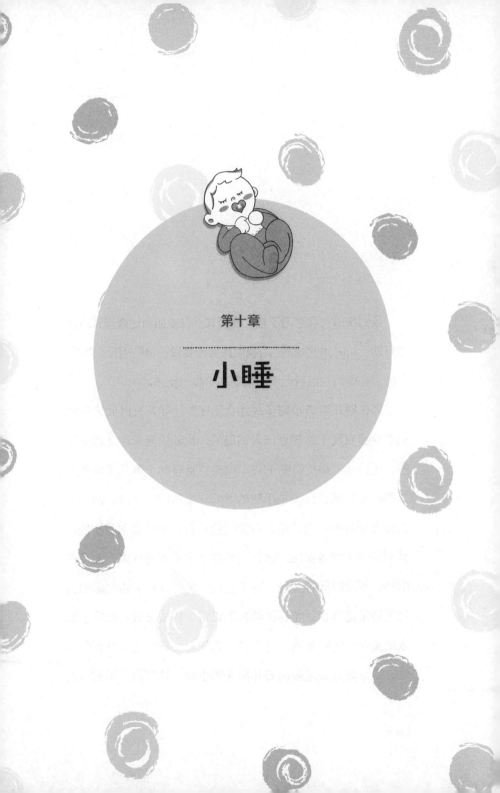

第十章

# 小睡

我们在第六章学习了昼、夜模式，以及如何让夜模式尽可能有助于长时间的睡眠。而我们在白天要做的恰恰相反。当然，小睡是必要的，但我们不希望婴儿小睡一整天。

那么婴儿应该小睡多久才合适呢？让婴儿按时间表小睡和进食将有助于你规划一天的时间，也能让婴儿和父母更平静，更快乐。保持清晰的昼、夜模式将有助于婴儿了解晚上是睡觉的时间，白天是小睡的时间。最初的几个月，他仍然会在夜间醒来吃奶，但之后会很快睡着，不需要太多安抚，甚至根本不需要安抚。这些当然都是了不起的成果，但夜晚喂奶，不论时间有多短，有多轻松，仍然会对必须起床的父母（通常是母亲，尤其是哺乳期妈妈）构成挑战。在母亲睡眠的头几小时起床哺乳对于真正的恢复性睡眠尤其具有破坏性。最好的办法是限制婴儿白天的小睡，并在他一切就绪时开始温和睡眠训练。

你的宝宝每天都有睡眠总需求量，且它会随着年龄增长而逐渐减少。为了更好地了解宝宝的睡眠模式，现在就应该开始记录他的睡眠信息。你可以用纸笔，或者用智能手机挑选一款婴儿记录应用程序。一旦你掌握了他的睡眠时间，就可以将其与婴儿睡眠时间统计表（图3-2）进行比较，了解你的宝宝小睡时间是不是太长，或者晚上是不是睡得太早。如果是，就相应地调整他的小睡和就寝时间。

有时，父母会感到困惑，因为他们孩子的情况与统计表并不完全相符：孩子的睡眠时间少于同龄孩子的平均水平。这意味着什么？这意味着你的宝宝在睡眠方面发育较快。我的统计表反映的是全球的睡眠平均水平，大多数婴儿都符合这个标准。但是，有些婴儿需要更多的睡眠，有些则需要较少的睡眠。好消息是，无论你的宝宝的日均睡眠量是多少，总的趋势都是一样的：新生儿睡得多，但随着年龄增长，他们会睡得越来越少。

如果你的宝宝睡眠时间少于平均数，那就看统计表中较大年龄组，从下一个年龄组开始，然后依次类推，直至找到一个匹配的数值。以该年龄为参照点来确定夜间和白天的睡眠时长。例如，你 6 个月大的宝宝每天总共只睡 12.5 小时，小睡只有 2 小时，但相比之下，统计表显示 6 个月大的婴儿总共睡 13 小时，小睡 2.5 小时，这说明你的宝宝在睡眠方面发育较快。所以，找出与宝宝睡眠总时间相对应的年龄，也就是 12 个月大。12 个月大的婴儿晚上睡 11 小时，白天睡 1.5 小时，试着用这些数字来为你的宝宝制订时间表。这意味着要把白天的睡眠时间减少一小时，然后把夜间睡眠时间从连续 10 小时增加到 11 小时。

## 减少白天睡眠时间

睡眠对婴儿来说至关重要，他们是否得到了充足的睡眠，是否是在该睡觉的时候睡觉，父母对此倍感焦虑。同时，人们对小睡的普遍误解妨碍了有效的睡眠训练，这让情况变得更糟糕。常见的误解有：

- 睡眠催生睡眠：婴儿白天睡得多，晚上才能睡得好。
- 我们需要尽我们所能帮助婴儿尽可能多地小睡。
- 不要叫醒熟睡的婴儿。

事实上，所有这些观点在科学上都是错误的，遵循这些观点会让你的宝宝更难整晚安睡。研究表明，对于幼儿来说，白天睡眠的时长与夜间睡眠的时长成反比——这意味着白天小睡太多会导致夜间难眠。

我吃了不少苦头才认识到这一点。莉娅出生时，我丈夫和我被教导如何给她包裹襁褓。她哭的时候，襁褓能让她平静下来，能给她安慰。在发现它如此有效后，我们白天晚上都使用襁褓。前 6 周，她每次小睡和夜间睡眠，我们都把她包裹在襁褓里。幸运的是，前 2 周莉娅每晚能睡 6 ～ 7 小时。大约 2 周以后，晚上把她放下睡觉就开始令人抓狂了。晚上 9 点左右（现在看来太早了），我刚想把她放下，她就开始哭，我不得不把她抱起来，抱在怀里轻摇。等她平静下来，好像睡着了，我把她放回小床。结果刚一触碰到婴儿床，她就再次歇斯底里地大哭起来，我不得不再次把她抱起，四处走动，一边发出"嘘"声让她安静，一边抱在怀里轻摇。这个过程一直持续 3 个多小时，连续 3 周每晚如此。

莉娅 5 周大时，有一天，我有了一个想法。白天我不再用襁褓包裹她，这让她的小睡变得有一定困难。也就是说，当她困了、发脾气时，我必须给她更多的安抚，帮助她入睡。

重要的是，这也意味着她小睡时醒得更早了，小睡总时长更短了，因为她挥舞的双臂和睡觉时的抽搐会把她唤醒。结果那天晚上，她没有哭就睡着了。每晚持续3小时的哭声从此终于永远消失了。襁褓促使她白天睡得太多，晚上就寝时，她就无法感到足够困乏，因为她的睡眠压力太低了。白天放弃的小睡时间，晚上又赢回来了。在我看来，这是个不错的交易。

　　白天的小睡是育儿界争论的焦点。新手父母们被告诫永远不要叫醒熟睡的婴儿。许多妈妈对小睡是否会影响婴儿夜间的睡眠质量感到困惑。科学对这个问题已经有了明确的答案。我们晚上睡多久取决于我们的睡眠压力，而睡眠会降低睡眠压力，尤其是白天的小睡。假设你头天晚上没有失眠，你在白天睡上2小时，那么晚上就不会那么累，到了就寝时间就可能难以入睡，因为长时间的小睡降低了你的睡眠压力。研究表明，小孩子的小睡次数、小睡时长和夜间睡眠之间存在明显的相关性。

　　白天睡得多的婴儿晚上睡得晚，也睡得少。这很符合逻辑，但也意味着你可能不得不限制宝宝白天的小睡时长。当然，这对父母们来说并不总是那么中听，因为宝宝小睡是一天中父母们唯一有机会做些别的事情的时候，不管是洗澡、吃饭、办事，还是自己打个盹儿。我不想撒谎——直到今天，我还是讨厌把我的孩子们从甜美的睡梦中叫醒（所以我不得不忍受第一个保姆的严厉指责，她认为不让莉娅睡觉会对她的健康不利）。这件事情的选择权在你，让他们白天睡觉，晚上就睡不着，或者反过来。我想你会选择后者。如果是这样，解决方法显而易见：削减他们白天的小睡时间。

在开始睡眠训练之前，缩短小睡时间至关重要。如果婴儿的夜间睡眠时间长于他的睡眠需求，睡眠训练就不会起作用，或者说非常难以起作用。因此，在准备减少夜间喂奶的次数之前，首先要弄清楚婴儿晚上能睡多少小时，以及白天如何让婴儿以最短的小睡时间来最大限度地保持清醒状态，这非常重要。

## 如何缩短婴儿白天的小睡时间

查看婴儿睡眠时间统计表，将其数据与你宝宝的进行比较。如果他白天睡得太多，则缩短小睡时间，使白天的总睡眠量与统计表相符。你无须做得太激进。举个例子，你的时间表设定婴儿每天小睡 3 次，每次 2 小时，但根据婴儿睡眠时间统计表，白天应该只睡 5 小时，你需要总共减少一小时，那么你可以每次减少 20 分钟。一旦减少了足够量的白天睡眠时间，婴儿在晚上就会更感困乏，这将有助于他在夜间睡得更久。

如何让宝宝不要小睡太久？最简单的方法是如第七章所建议的，减少睡眠辅助。如果晚上使用襁褓和白噪音，那白天就不要用；如果使用秋千床，小睡时间一结束就关掉电源，以免宝宝被摇晃着无休止地睡下去；如果宝宝在婴儿车里小睡，不停移动会让他感到困倦，那就不要推着婴儿车走动；如果婴儿喜欢趴着睡，那就让他仰卧睡；如果宝宝无视这些改变还接着睡，那就不要有顾虑，抱起孩子唤醒他。在这种情况下，不建议让熟睡的婴儿躺着。白天叫醒你的宝宝不会有问题的，他晚上可能还睡得更好。如果叫醒宝宝时他发脾气，一个好的办法是通过喂食或给他看一些有趣的东西（比如玩具或窗外的景物）来迅速分散他的注意力。

减少白天睡眠的另一个方面是延长两次小睡之间的清醒时间。缩短小睡时长后，婴儿会比以前更早醒来，在下一次小睡时间到来之前，他可能会更早地感到困乏。你可以通过陪孩子玩，尝试着慢慢延长两次小睡之间的时间。记住，让他清醒的时间比以前稍长一些没关系的，比如 30 ~ 45 分钟。当然，如果你觉得宝宝困极了，需要小睡，那就把他放下来。

如果宝宝已按规定时间小睡，但离正常就寝时间还有 3 小时，怎么办？晚上可以让宝宝进行第 4 次小睡，尤其是在早期他还不能长时间保持清醒的时候。不过别让他睡太久，通常 30 ~ 40 分钟就足够了。

试着把白天的睡眠时间减少 20%，看看是否有助于夜间睡眠。密切注意宝宝白天和晚上对这些变化的反应。你要拿捏好分寸，既要让宝宝白天小睡时间最短，又要让宝宝在大多数时候都很开心，除了偶尔由于疲倦发发脾气。如果你发现一开始他的睡眠状况有所改善，但一段时间过后又变糟，你可以进一步减少他白天小睡的时长。这是一个持续监测宝宝睡眠并调整小睡时长和次数的过程，因为他每天的睡眠总需求在逐渐减少，要想晚上睡得好，就要白天睡得少。继续参考婴儿睡眠时间统计表，将你的宝宝的总睡眠时间和白天小睡时间与他的年龄组进行比较，并做出相应调整。

案例：

妈妈安贝尔希望我帮忙调节她 3 个月大的宝宝梅森的睡眠，因为他的夜间睡眠很不稳定：有时会连续睡 6 小时，有一次甚至 7 小时，但有时只睡 1.5 小时就要醒来吃奶。但他那时似乎并不是很饿，吃奶时又睡着了。他每天大概小睡 4.5 小时。

为了帮助梅森将睡眠时间安排调整得更合理，除了对婴儿室的灯光照明进行关键性改造之外，还必须将他白天的小睡时间缩短至总共 3.5 小时，这是他这个年龄段孩子的平均值。我们让他从每天 4 次小睡过渡到 3 次，时长分别是 1 小时、1.5 小时，然后又是 1 小时。

几天后，安贝尔给我打电话，说梅森的睡眠几乎在一夜之间就有了很大改善，他现在大多数晚上都能连续睡 6 小时。

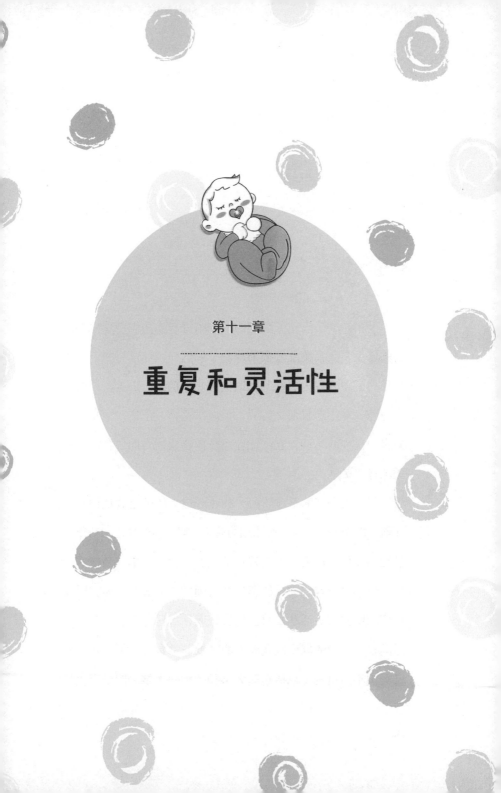

第十一章

重复和灵活性

正如你现在已经了解到的，你的每一个动作和行为要么会强化，要么会扰乱昼夜节律。了解这一点非常重要。因为当你的宝宝表现为想在其他时间睡觉、清醒、进食时，要遵守时间表并不总是那么容易，但必须坚持。记住，让步并非只是一次性的举动，它好比让船驶向错误的方向，会让婴儿更难整晚安睡。

在睡眠训练的艰难阶段，我收获最大的就是我认识到，任何一次例外，任何一次计划的偏离，都会削弱婴儿的节律，甚至会让他形成另一种与我们的固有节律不合拍的节律。一旦明白了这一点，你就能坚持执行睡觉和清醒时间表，以及相应的所有常规活动安排。研究证明，每日尽可能不要变动时间表对我们的健康以及婴儿的睡眠非常有益。2009 年，来自美国不同机构（包括布朗大学和密歇根大学）的研究人员进行的一项全国性调查发现，那些睡前程序不固定的孩子，比那些每晚遵循就寝常规活动的孩子睡眠质量更差。而且，减少婴儿哭闹最有效的干预措施之一就是制订每日喂食和睡眠时间表。

虽然你需要相当严格地执行昼、夜模式和每天的喂食和睡眠时间表，但也需要和宝宝保持同频，确保时间表对他有效。如果某些要素始终不起作用，就需要试着做些调整。正如我在本书开篇所说，最重要的是相信你的直觉。本书所涉及的各方面如同零件，既是固定的，也是可移动的。你的宝宝在成长，在变化，他会经历快速成长期，会经历出牙疼痛，他幼小的身体里发生的所有变化都需要持续观察，因为这些变化都会影响他的睡眠需求。

有两个总体趋势可以指导你：随着婴儿成长，进食频率会减少，因而晚上能睡得更久；婴儿 24 小时内的睡眠总需求也会减少。在调整就寝时间、小睡次数和进食次数时，谨记这两个趋势。请放心，在一天的某些特定时间强化模式、重复常规活动一定会起作用，这要归功于婴儿的生理机制，即生物钟和睡眠压力。本书分享了一些可供参考的睡眠和进食时间表样表，但你可能会发现另一个时间表或许更适合你、你的宝宝和你的家庭。这太好了。选择最适合你的时间表去执行——坚持做，每天如此，每时每刻如此，你的宝宝就会适应这份时间表。

由于你严格地执行时间表，促成了宝宝的强节律，他将更加灵活地应对环境和日常生活的变化。他会知道什么时间该吃饭，什么时间该睡觉，什么时间该玩耍。如果某天他的时间安排发生了变化，比如，某天晚上你因为外出而迟了一点把他放下睡觉，他也没问题。宝宝会知道自己发脾气是因为该睡觉了，不会因为莫名的不满而号啕大哭。你甚至可以向他解释说他困了，马上就会睡着的，他会更容易平静下来。因为他知道这是真的，毕竟这是每天都会发生的事情。

从生理层面上说，通过期待有规律事件的发生，即形成强节律能有效组织婴儿的身体功能和行为。你的宝宝不仅心理上，而且身体上也在期待清醒时间、进食时间、玩耍时间、就寝时间等。他不必费力地对环境做出反应，因为他的节律和生物钟已经为接下来的事情做好了准备。这种内部结构为婴儿日程安排的临时改变提供了空间，如无论是午餐时间早了些，换了新保姆，还是在旅行途中换了张婴儿床，都不会对婴儿造成太大困扰。在我的睡眠指导经历中，建立一个强有力的节律对婴儿的身体、心理都有很强的组织和镇静作用，使他的适应能力更强，更能以相对平和的心态应对变化。

> ### 制订理想的睡眠和小睡时间表要点
>
> - 根据你的理想的就寝时间和清醒时间为婴儿制订睡眠时间表。
> - 确保婴儿白天不要小睡太多，这样他晚上才能睡得更好。
> - 常规活动会调节婴儿的节律，使过渡更容易。
> - 随着婴儿不断成长，他需要的睡眠会越来越少；所以应定期调整睡眠时间表，以适应他的成长和新的睡眠需求。

# 第三步：
# 教宝宝整晚安睡

现在我们已经了解了生物钟的重要性，以及蓝色晨光是如何唤醒你并抑制褪黑素的。你不仅知道在夜模式下要使用红光灯，直至清醒时间，还知道需要设定一个清醒时间。你还了解了每日睡眠总需求，以及小睡是如何与夜间睡眠成反比的。以上知识转化为一条简单的法则，即不要让宝宝小睡时间过长，参照婴儿睡眠时间统计表以确定白天应该让宝宝小睡多久，且晚上应该什么时候让他睡觉。

既然你已经掌握了这些基本知识，我们就准备好进入最后一个领域——睡眠训练，帮助宝宝夜间不吃奶，不哭闹，安安稳稳睡好觉。

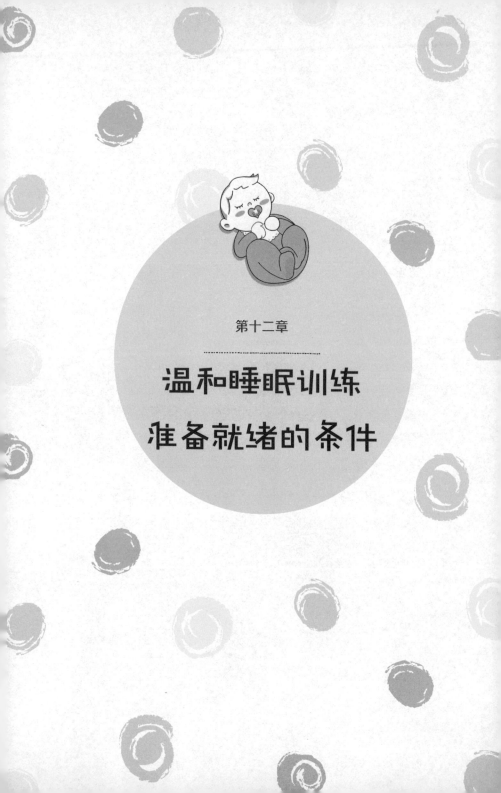

第十二章

温和睡眠训练
准备就绪的条件

当宝宝大约 3 ~ 4 个月大或 11 磅（约 5 千克）重、有时晚上能连续睡较长时间（6 小时或更长）时，就可以开始睡眠训练了。这意味着夜间不能给宝宝喂奶，直到他晚上能一觉睡 6 ~ 8 小时，或者，如果他醒来哭闹，可以在没有父母帮助或不吃奶的情况下自我安抚，继续睡觉。除了年龄，你还可以观察是否出现以下迹象。

## 婴儿体重超过 11 磅

以新西兰的芭芭拉·加兰为首的研究人员发现，2 个月大的婴儿晚上可以睡 5 小时以上。这个睡眠时长与大约 11 磅的体重有关。赫拉蒂和同事在 2008 年证实，早产儿和出生时体重较轻的婴儿需要更长的时间来形成成熟的睡眠模式。大多数医生和研究人员认为，当婴儿体重达到 11 磅这个关口时，他们通常能够在晚上连续睡 5 小时以上。

## 婴儿的夜间睡眠不稳定

如果婴儿每晚的第一段连续睡眠时长差别很大，比如一个晚上睡 3 小时，另一个晚上又睡 6 小时，你的宝宝是在向你表示，他不再需要每 3 小时吃一次奶了。但这并不意味着他不想吃。

## 婴儿已经睡过一次长觉了

如果婴儿在晚上已睡过长觉（哪怕只有一次），比如 6 小时，他就已经向你证明了其实他不吃奶也能睡那么久。在晚上进行睡眠训练时要提醒自己注意这一点。

## 婴儿似乎不饿

如果宝宝哭着要你，但很快又对吃奶失去兴趣，这说明他并不是很饿，吃奶只是为了寻求安慰，而不是因为饥饿。
如果你在用母乳喂养，他可能不想再吮吸另一个乳房；如果
你用奶瓶喂养，他可能喝不完整瓶奶。

 案例：

　　从斯凯的孩子亨利12周大时，我就一直在
对他们进行指导。3个月大时，亨利宝宝显示出
睡眠训练准备就绪的所有迹象：他体重13磅（约
6千克），晚上能睡6个多小时（有一次长达7
小时）。当距离他上次夜间喝奶不到6小时，斯
凯再一次喂奶时，亨利看起来不饿，似乎吃奶只
是为了寻求安慰。

　　是时候开始温和睡眠训练了。

　　我建议斯凯在亨利睡前吃奶后的5小时内
不要给他哺乳，不管他什么时候醒来。为什么是
5小时？我建议不喂奶的时长从比婴儿至少出现
过两次的最长睡眠时间少一小时开始。在此案例
中，6小时减去1小时，即5小时。

　　然后我告诉斯凯，当亨利开始哭的时候，等

待 90 秒再进入他的房间。为了不动哺乳的念头，我建议如果亨利在下次喂奶时间之前醒来，先让她的丈夫去安抚他，这样亨利就不会期待吃奶了。

早期的睡眠训练可能会很难，所以父母轮番上阵会很有益。如果严守纪律，对于亨利这个年龄的婴儿，温和睡眠训练几乎立即就能奏效，一两个晚上后就可以结束。

这就是亨利的情况，仅仅过了两个晚上，每个人都愉快地睡了个安稳觉。

即使你的宝宝还没有表现出在晚上睡长觉的能力，绝大多数婴儿在 4 个月大左右就能够一晚至少睡 6 小时了。到了这个年龄，婴儿可能会希望从奶瓶或妈妈的奶头中获得安慰，或者是被爸爸或妈妈抱着，但他其实并不需要食物或安慰。要清楚这一点。

一旦你看到上述这些准备就绪的迹象，或者宝宝长到 4 个月大，就可以开始睡眠训练了。这无疑是我整个方案中最难的部分，但我尽可能使它温和。还好这只需几个晚上。记住，即使你的宝宝哭几分钟，也不会有事的。

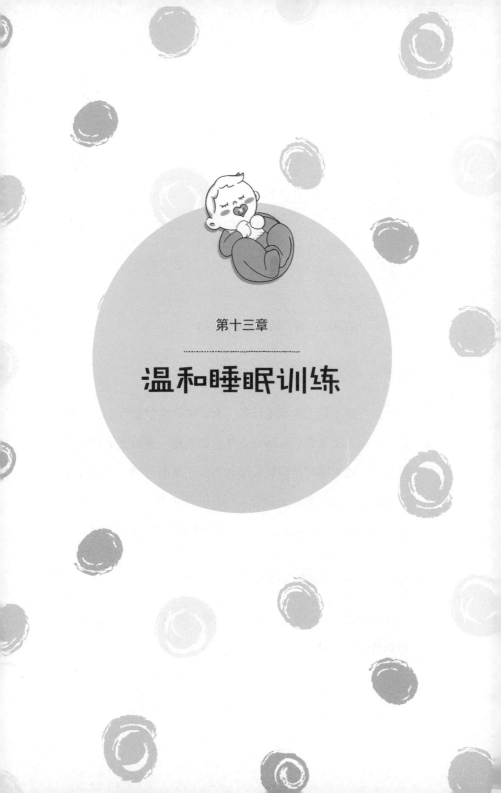

第十三章

温和睡眠训练

以下是我的方案，只有简单的四步：

步骤 1：必要时调整小睡时长。

参考婴儿睡眠时间统计表，确定你的宝宝是否比其他同龄孩子睡得更频繁，或睡得更久。如果是，遵循第十章的指导原则，通过温和手段延长婴儿白天的清醒时间。即使白天的睡眠总时长与其年龄相符，仍可略微减少白天小睡时长。这样婴儿晚上会更感困乏，大大减少睡眠训练期间的哭闹。

步骤 2：遵循就寝常规活动及时间安排。

开启夜模式，打开红光灯，在婴儿睡觉前 30 分钟喂奶，告诉他现在该睡觉了。

**步骤 3：和自己做个约定，制订一个计划。**

你会等几小时再次喂奶？你会让孩子哭多久？设定一个禁食时间段，这个时间段要比婴儿最长的睡眠时间少一小时。记住，你要设定一个合理的目标，因为推迟夜间喂奶时间不是件容易的事。不要用哺乳的方式来安抚婴儿，最好不要把他抱起来。孩子在夜间醒来时，哺乳期的妈妈应该寻求伴侣或家人的帮助——宝宝不会指望从爸爸那里吃到奶。如果你的伴侣不愿意，向他保证只需几个晚上就会结束。记住，父母的神经系统对婴儿的一举一动有很强的反应能力，同心协力才能共同克服睡眠训练带来的压力。

**步骤 4：让宝宝哭至少 90 秒。**

研究表明，等待 60 ～ 90 秒再安抚婴儿对之后他是否能整晚安睡有很大影响。虽然时间不长，但可以教会婴儿自我安抚。如果你能再多等一会儿，比如 2 分钟甚至 5 分钟，那就更好了。有时宝宝哭得并不是很厉害，只是有点烦躁而已。如果是这样，试着耐心等待。然后，等宝宝大哭的时候，让你的伴侣去安抚，但 1 ～ 2 分钟即可。他可以发出"嘘"声，拍拍宝宝，让他知道他不是独自一人，父母能体会他的不安，而且一直在身边陪着他。然后他就要离开房间，90秒（或更长）后再回来。然后重复这个过程。通常需要三到四个循环：等待——进入房间——按摩小肚子并"嘘"一到两分钟——在宝宝重新入睡前离开。这个过程总共需要约45分钟，婴儿才会再次入睡。在睡眠训练的前两个晚上，这一过程可能还会持续更长。如果他在禁食时间段结束之前又醒来哭闹，重复以上步骤直到他再次入睡。

如果宝宝又睡着了，而且在你设定的禁食时间段内也没醒，那就太好了！一次愉快的睡眠！你的宝宝刚刚了解到他能让自己平静下来。像这样不断重复，他就能很快学会在没有你的帮助下安睡一整晚。当他下次醒来时，已经超过了你设定的禁食时间段，像之前一样等待90秒，然后就可以给他喂奶了。他坚持得很好，现在可以按时间表喂奶了。

在这种夜间第一次喂奶之后——无论这次喂奶是时间表设定的还是计划外的，他的第二段睡眠时间都会更短。同样，在第一次喂奶后再设定一个3～4小时的禁食时间段（无论时间长短，只要你觉得舒服就行）——遵循与之前相同的模式——等待，然后安抚但不抱起。重复以上过程。

　　睡眠训练的前几晚会很辛苦。你疲惫不堪，听到宝宝哭喊又很难受，那么请尽可能多地寻求伴侣的帮助，给自己设定明确的时间期限，比如，"我会等90秒再进去"；用手表或婴儿睡眠应用程序来记录你的进展。即使做到所有这些，你可能仍需做出让步，在禁食时间段结束之前给宝宝喂奶。这没关系，只要你在宝宝睡后至少等待几小时再给他哺乳或喂奶，只要你让他哭至少90秒再冲进去——继续进行睡眠训练，你可以延长禁食时间，这也会变得越来越容易。

　　我完全理解宝宝的哭声多么令人心碎。宝宝还没有时间观念，当感到不舒服时，他就想马上见到你。那么，既然宝宝已经吃过奶了，还换了新尿布，为什么还会大哭呢？为什么宝宝这么爱哭呢？答案是，我们不太确定。婴儿的大脑还不成熟，心理学家认为，只有通过我们父母和看护者来对他们的需求做出回应，他们才能感觉自在。一个大问题是，我们做得到吗？回应他们的需求，同时还要教会他们通过整晚安睡来善待自己？我的回答是"做得到"。这种温和睡眠训练方法将教会他们，即使哭几分钟也没事的，你在他们身边，他们可以放心睡觉，在下次吃奶前再多睡一会儿。

案例：

玛丽亚和她丈夫快要累瘫了，因为他们 4 个月大的宝宝詹姆斯晚上几乎不睡觉。詹姆斯一直睡在父母的房间，要把他放下睡觉很难，他需要父母抱在怀里到处走才能睡着。詹姆斯睡着后，每隔几小时就醒一次，有些晚上甚至频繁到每 20 分钟就醒一次。而且，詹姆斯喜欢在凌晨 3 点到 5 点之间不合时宜地"玩耍"。他的父母简直无计可施。

我指导玛丽亚如何将本书中的方法付诸实践。虽然詹姆斯只有 4 个月大，但他的睡眠总量和 6 个月大的婴儿标准一致：他白天小睡 2.5 小时，晚上睡 10 小时。问题是，玛丽亚晚上 7 点就把他放下睡觉，希望他早上 7 点起床，显然睡得太早了。这也就是詹姆斯晚上要起来玩 2 小时的原因。

我们把清醒时间定在早上 8 点，晚上 9 点半则是新设定的就寝时间。这比他原先晚上 7 点的就寝时间晚了很多，所以在此之前很难让他保持清醒。我建议延长他的小睡间隔，这样最后一次小睡是在傍晚时分，之后进入新的就寝时间。此外，他的就寝常规活动——洗澡、读书、唱歌、喂奶——可以从晚上 8 点半开始，这样一家人就有了系统的活动安排，可以让他过渡到新的就寝时间。

詹姆斯也表现出了睡眠训练准备就绪的所有条件：他曾经有一晚连续睡了近 5 小时；夜间喂奶时，他似乎并不饿；他的体重超过了 11 磅。关于如何设定禁食时间段（3～4 小时），我也给玛丽亚提了建议，还建议等待 90 秒再去安抚詹姆斯，并寻求她丈夫的帮助。

仅仅过了 5 天，这些方法就给詹姆斯和他的父母带来了惊喜。玛丽亚说："和你谈过之后，詹姆斯的情况好多了。我们按照你的指导进行了温和睡眠训练，并根据你的建议做了一些其他调整。现在他一般至少能睡 3 小时，有一晚甚至一口气睡了 6 小时，还有一晚睡了 5 小时。这两个时间都比他以前的持续睡眠时间要长。现在把他放下睡觉也更轻松了，有时他还会自我安抚一会儿。你说得对，他能做到！"

仅仅两到三个晚上之后，睡眠训练中最难的一部分就完成了，之后你就会看到一条锯齿状曲线，婴儿每晚会在不同的时间醒来。坚持下去，他会一周比一周睡得更久，即使每天都会遇到一点儿挫折。

睡眠训练很难，坚持很重要。在禁食时间段结束之前不要给孩子喂奶。如果你正在哺乳，就应该知道母乳会强烈地吸引并抚慰婴儿，这也是为什么在重症监护室里令人糟心的各种操作中，仅是牛奶的味道就能让早产儿平静下来。如果你在禁食时间段抚慰宝宝，不哺乳的话很难让孩子平静下来，那么可以让你的伴侣进去安抚。一两周后，你就可以放心地把第一次禁食时间段延长到早上 4 点，然后是 5 点、6 点、7 点，最后则是你希望的清醒时间。你的宝宝晚上可能还是会醒来哭闹，你要坚持不用喂奶的方式去抚慰他。过不了多久，他就能学会不用吃奶也可以重新入睡。

一次接一次，你将逐渐停止随后的每一次夜间喂奶，直到只剩下最后一次，而这一次将与他的"起床奶"合二为一。

下面的表格是 3 个月大婴儿的睡眠训练时间安排表范例：

| 8：30 a.m.——昼模式开始 | 清醒和吃奶 |
| --- | --- |
| 10：30 a.m. | 小睡 |
| 11：30 a.m. | 清醒 |
| 12：00 p.m. | 吃奶 |
| 2：00 p.m. | 小睡 |
| 4：00 p.m. | 清醒和吃奶 |
| 6：15 p.m. | 小睡 |
| 7：00 p.m. | 清醒和吃奶 |
| 9：15 p.m. | 开始就寝前的常规活动 |
| 9：30 p.m. | 洗澡 |
| 9：45 p.m.——夜模式开始 | 吃奶和睡觉 |
| 2：00 a.m. | 吃奶和睡觉 |
| 6：00 a.m. | 吃奶和睡觉 |

**图 13-1　3 个月婴儿的睡眠训练时间安排表**

　　如果宝宝在晚上 10 点到凌晨 2 点或凌晨 2 点到早上 6 点的禁食期间醒来，用温和睡眠训练方法来安抚他，在下次喂奶时间到来前不要喂奶。将禁食时间段从 4 小时增加到 5 小时，最后是 6 小时、7 小时。

　　对于其他年龄段，参考图 8-1 的婴儿时间表，或使用婴儿睡眠应用程序来制订专属的时间表。

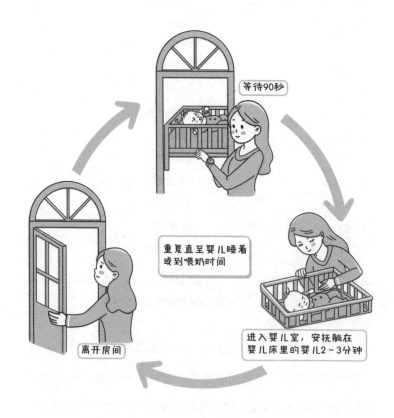

等待90秒

重复直至婴儿睡着
或到喂奶时间

进入婴儿室，安抚躺在
婴儿床里的婴儿2～3分钟

离开房间

图 13-2　温和睡眠训练

>>> 当婴儿晚上哭闹时，等待至少 90 秒。看一下手表，深呼吸。
　　让他哭一分半钟，这不会对他造成伤害。然后进去安抚 2～3
　　分钟后离开，即使他还在哭，或者你一离开他就开始哭。重
　　复以上过程。

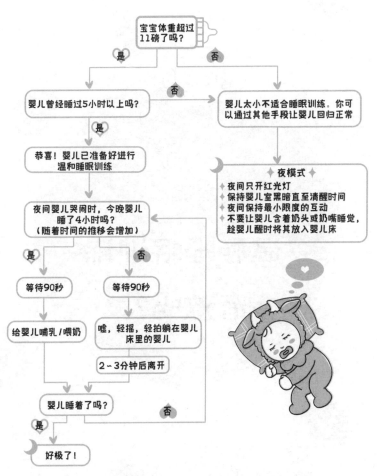

图 13-3 婴儿是否做好了温和睡眠训练准备测试流程图

你的宝宝做好进行睡眠训练的准备了吗？用这张流程图检测是否出现重要迹象。

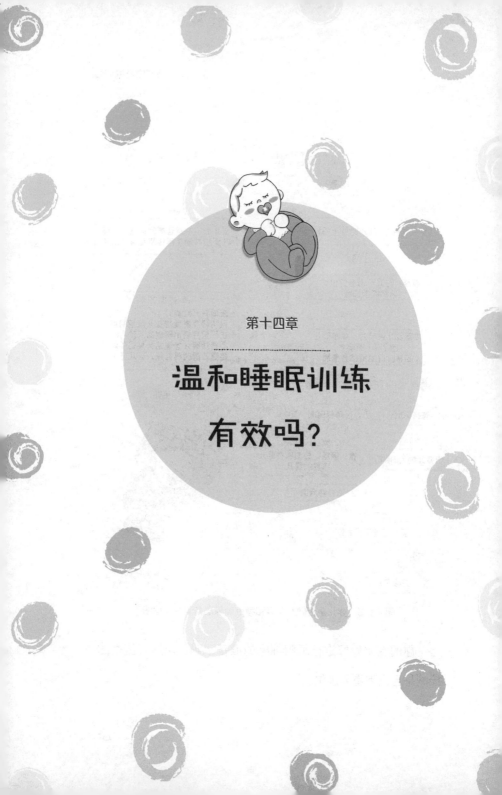

第十四章

温和睡眠训练
有效吗?

睡眠训练很难，因为婴儿会哭得很伤心，而你会因为剥夺了他的食物而感到内疚。如果他真的需要吃奶怎么办？如果你的宝宝曾睡过长觉，那你大可放心，他不需要吃奶。坚强点，要想建立良好的睡眠模式，就必须强化节律。如果屈服，就不仅削弱了良好的节律，而且实际上触发了婴儿的错误节律，让他误以为午夜是合适的吃奶时间。

　　这个方法非常有效，如果你试了一个星期，宝宝在晚上睡了几小时后还是照常醒来，那么重新查看他白天的睡眠情况。如果他白天睡得太多，晚上就睡不好。

　　许多接受过我指导的父母都想知道：我的孩子要多久才能整晚安睡？首先，我们说的"整晚安睡"是什么意思？我对"整晚安睡"的定义是：你的宝宝晚上最长睡眠时间至少持续 7 小时。那么，这个重要的里程碑何时才能达到？通过温和睡眠训练，你会看到婴儿夜间持续睡眠时间变长的趋势。这一趋势的曲线不是平滑的，而是锯齿状的。我这么说的意思是，如果你查看婴儿一个月的总体睡眠情况，你会发现他的夜间持续睡眠时间在变长，但每天会有所不同，你的宝宝可能还会在夜间不同时间醒来。

如果某一周出现了睡眠时间变短的睡眠倒退现象，从而终止了一段时间以来睡眠时间较长的情况，不要灰心，你的睡眠训练起作用了，但还需要时间。不要停止你所做的一切，保持白天的时间安排，保持已缩短了的白天小睡，保持就寝时间、清醒时间以及所有常规活动。要有信心，如果你坚持按本方案做下去，宝宝就会一觉睡到天亮，因为本书的方法是基于婴儿的生理机制制订的。

此外，由伦敦大学学院的伊恩·圣·詹姆斯·罗伯茨和他的同事一起完成并于 2017 年发表的研究报告也支持了我的方法。视频证据显示，3 个月大的婴儿在没有父母干预的情况下，能很快让自己平静下来重入梦乡。入睡早晚取决于我们之前介绍的那一点点延迟。我们让婴儿学会自我安抚，而不是制造一种需要妈妈或爸爸安抚才能重新入睡的睡眠联想。在这项研究中，那些父母在夜哭开始一分钟到一分半钟之后

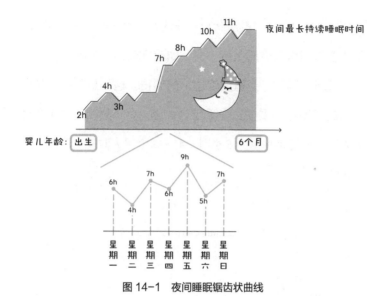

图 14-1　夜间睡眠锯齿状曲线

>>> 在数周或数月的时间当中，婴儿最长的夜间持续睡眠时间在增加；但就每一天来说，存在高度可变性。通常在 3 个月左右开始睡眠训练之后，婴儿晚上会睡得更久。按照我的方案，大多数接受过睡眠训练的婴儿在 6 个月大时晚上可睡 11 小时。

才进行安抚的婴儿，在 3 个月大时可以连续睡上 5 个多小时。如果你的时间表连续一周都不奏效，婴儿也比以前醒得更早，那就要重新查看他的睡眠总需求，可能的话缩短白天的小睡时长，以促进更好的夜间睡眠。

那么你的宝宝要多久才能一觉睡上至少 7 小时呢？视情况而定。有些因素是显而易见的：体重增加较慢的婴儿通常需要更频繁地吃奶，健康状况不佳的婴儿也更难入睡。然而，最重要的因素是你的坚持不懈。如前文所述，听到婴儿哭声会对父母尤其是母亲造成情感上的冲击。这就是为什么寻求伴侣的帮助至关重要。按照我的方法，大多数婴儿在 4 个月大时晚上能连续睡至少 6 小时，4 ～ 5 个月大时晚上能连续睡 7 小时。

案例：

阿米莉亚 3 个月大，已显示出睡眠训练准备就绪迹象。我之前曾指导过她的妈妈朱莉，解决了诸如光照、小睡时间、就寝时间等一些问题。但阿米莉亚夜里仍旧会醒。阿米莉亚体重超过 11 磅，有几次晚上的睡眠时间超过 8 小时，所以她已经具备温和睡眠训练的条件了。我向朱莉解释了一些基本知识，包括为什么等待 90 秒比立即安抚婴儿能更快地帮助他们整晚安睡。第一期睡眠指导后，阿米莉亚就睡得好极了。她只用了 3 个晚上就戒掉了吃夜奶的习惯，现在她晚上可以连续睡 9 ～ 10 小时。

## 调整婴儿的时间表

一旦时间表确定下来，睡眠训练开始起作用，你会感觉他像换了一个人。你的宝宝会在预期的时间吃奶、睡觉，他和你的生活也会因此而轻松许多。夜里大多数时间他都在睡觉，而你也变回了原来的自己。即使他晚上频繁吃奶，也会知道晚上是睡觉的时间，这意味着你的夜间喂奶时间很短，也毫不费力，之后你们都可以马上重回梦乡。恭喜你自己吧，因为睡眠训练中最难的部分已经结束了！任务完成！

从这一刻开始，你需要定期调整时间表，因为随着宝宝成长，他的睡眠和食物需求会发生变化。随着宝宝年龄的增长，吃奶间隔会变长。这是一个渐进的过程。你可以慢慢增加每天的喂奶间隔，从 2 小时到 3.5 小时，甚至 4 小时。在 6 个月这个时间节点左右（有时更早），大多数父母会给宝宝喂固体食物，这给宝宝的时间表增添了另一个要素。请参阅不同年龄段婴儿的进食和小睡时间表样表（图 8-1）。

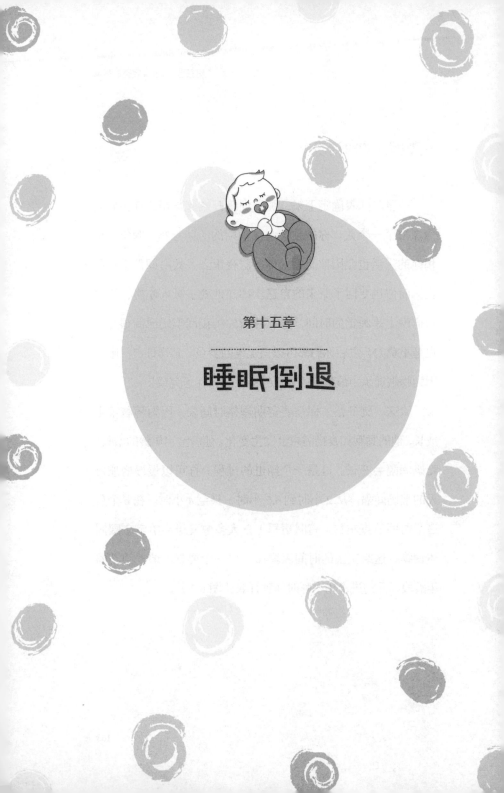

第十五章

睡眠倒退

我在宝宝睡眠指导工作中关注到一个非常普遍的模式。在帮助某个家庭进行有效睡眠训练后，每个人都很开心。婴儿整晚安睡，父母也得以睡个好觉。可几个月之后，我突然又收到一封像这样的邮件：

　　"不知怎么了，迈尔斯晚上突然睡不好觉了。他现在每隔一小时就会醒，拼命哭闹。我不得不喂奶让他平静下来，或者我丈夫得抱着他好几小时，还要到处走动，直到他停止哭闹。帮帮我吧！"

　　为什么孩子晚上又睡不好了，父母们通常都能给出一个原因。

　　"我们在伦敦待了一个星期，现在他的睡眠一团糟。"

　　"他开始上日托了。"

　　"她在长牙，所以我想她是因为痛而睡不好。"

"上周我重返工作了，我想她是因这个变化而感到不安。"

虽然这些忧虑都有道理，但除了时差，它们大多与婴儿的睡眠无关。在90%的案例中，婴儿突然睡不好只有一个原因。你能猜到是什么吗？就是小睡太多了。

在第二步我们了解到，婴儿出生时大部分时间都在睡觉，但随着年龄的增长，每天的睡眠总需求开始持续下降，到成年后每晚只睡8小时左右。在出生的头两年，婴儿的睡眠总需求急剧减少，从每天16小时减少到大约12小时。如果你想让婴儿在晚上睡11～12小时而不得，那么大部分的睡眠消耗在哪里了呢？对的，白天。

6个月到5岁的夜间睡眠变化不大，但白天的睡眠却有很大不同。婴儿从刚出生时白天小睡8小时逐渐过渡到三四岁时完全不用小睡。让父母们感到困惑的是，无论如何，婴儿每天的睡眠总量都会保持不变——他们并不在意是白天睡还是晚上睡，而且也不会总是给出明确的信号，显示需要减少小睡次数还是缩短小睡时间。相反，婴儿只会晚上抗拒睡觉，在半夜醒来，或者起得太早。如果父母让孩子在白天睡得太多，他们的夜间睡眠就会减少；反之，如果白天的小睡时间较短，夜间睡眠就会增加。所以，这完全取决于你能否让宝宝白天保持清醒，忍受过渡期偶尔出现的烦躁情绪，以便晚上睡个好觉。或者你更喜欢白天睡觉的宝宝，以牺牲晚上的安稳觉为代价？大多数父母会优先考虑夜间的睡眠。

就像我指导过的那些家庭一样，时间表制订后，宝宝会按时进食、小睡，幸福甜美地整晚安睡。可是某个节点之后，小麻烦来了。宝宝会突然在半夜醒来，然后很难再次入睡。或者就寝时间会变成一场漫长的挣扎。发生一两次，你会认为这是偶然。然而，当这种情况在一星期里几乎每天都在上演时，你意识到不对劲了。到底怎么了？很有可能是因为你的宝宝已经长大，他每天的睡眠需求减少了。解决办法很简单：减少白天的睡眠——婴儿不需要那么多小睡了。

要确定需要减少多少小睡时间，可以将宝宝的睡眠时间表与图 3-1 进行比较。让我们假设在睡眠倒退之前，你的宝宝每天需要睡 15 小时，但现在只需要 14 小时。为了让他夜间的睡眠保持一致，你得把白天的小睡时间减少一小时。否则，他会在半夜醒来，抗拒睡觉，或者早上醒得很早，这些都不是爸爸妈妈想看到的。这可能需要几天的摸索才能最终减去适量的小睡，看到期望的结果——宝宝又能一觉睡到天亮了。

案例：

威廉 14 周大时，我第一次帮助他的父母约翰娜和大卫。采用本书方案，约翰娜和大卫得以让威廉整晚安睡。一切都很顺利，直到威廉约 5 个月大时全家去伦敦旅行。旅行回来后，情况开始变糟，威廉白天和晚上的睡眠变得很费劲，每天的 4 次小睡都要哭着才能睡着，最后一次小睡也很抗拒。有时下午的小睡根本没法把他放下。夜间的睡眠也倒退了，每晚都会醒多次，想要安抚他重新入睡变得很难。当约翰娜给我发邮件寻求帮助时，他俩都已疲惫不堪。

约翰娜和大卫觉得威廉的睡眠问题应归咎于时差。一定程度上他们是对的。要适应一个新的时区需要长达一周的时间，尤其是从伦敦到纽约，两地之间时差相隔 5 小时。但在重新适应纽约时间后，他也没有回归正常。那是因为威廉 14 周大时，我们制订了新的睡眠时间表，一段时间内非常有效。现在，5 个月大的威廉不需要那么多睡眠了，这时就需要减少他的小睡。在 3 个月到 6 个月大时，婴儿从平均每天小睡 4 小时到每天只需 2.5 小时。夜间睡眠时间则从 10 小时增加到 11 小时。这意味着我们要减少威廉的小睡，让他晚上早点睡觉。威廉也向我们表现出他不需要那么多睡眠的迹象，因为现在最后一次小睡时他有时会睡不着。这无疑是睡眠需要减少的迹象。

那么该怎么做呢？

约翰娜和大卫慢慢把威廉的每次小睡减少到 50 分钟，并且完全取消了第 4 次小睡。这种调整的效果立竿见影，促进了威廉的夜间睡眠。那晚上醒来呢？回归正常！约翰娜和大卫重新开始温和睡眠训练。按照新的时间表，只过了两天，威廉又能一觉睡到天亮了。

## 减少小睡次数

"他有时小睡，有时不小睡。"这话听起来耳熟吗？如果一段时间婴儿的小睡变得越来越难，或者有时根本不睡，那么是时候取消这次小睡了。他的睡眠总需求减少了，睡眠压力较低，因此也就不那么困了。减少小睡次数会有难度，而且会让婴儿不高兴，所以并不讨好。减少小睡次数最初会导致婴儿情绪烦躁，可是如果方法得当，这种情况只会持续一两天。

这意味着你需要为婴儿制订一份新的时间表。请参考图8-1的新生儿～5个月婴儿的时间表样表。如果你倾向于制订专属时间表，可以考虑取消最后一次小睡，增加每次小睡时间，延长其余小睡间隔。你也可以让宝宝晚上早点睡觉，因为1到18个月大的婴儿，夜间睡眠时间会从9小时增加到11个半小时。在婴儿出生后的一年半时间里，新生儿会从每天4次小睡过渡到3到6个月大时的3次小睡，6到12个月大时的2次小睡，然后3到4岁时的1次小睡。仅剩的一次小睡是在下午，通常是在午饭后。

在调整小睡的过渡期，宝宝发脾气是正常的，但你的宝宝应该会很快适应。如果他在以往的小睡时间里，出现脾气烦躁、昏昏欲睡的状态并持续3天以上，那么取消这次小睡可能还太早了。

另一个需要注意的问题是，就寝时间和最后一次小睡时间不宜太接近。取消晚上睡前的第4次或第3次小睡是一个非常棘手的问题。我们来深入探讨一下如何让这一过程尽可能无痛。假设你的宝宝晚上 7 点半最后一次小睡，这次小睡通常会持续一小时。最近他晚上睡得越来越久，你也越来越早地把他放下睡觉，所以现在他的就寝时间是晚上 9 点。此时，当他晚上 8 点半醒来时，离正常就寝时间只有半小时，也就是说，最后一次小睡逐渐与他的夜间睡眠重叠，这个时候，就可以取消这次小睡了。第一天取消宝宝的这次小睡，你要有心理准备，因为宝宝会发脾气。你可以试着坚持以往的就寝时间，或者让他提前 30 分钟睡觉。第二天他就会好多了，只需再用一两天时间就可以完成过渡。

如果在接下来的 3～5 天里，在取消的这次小睡的时间段，宝宝仍然会困乏和烦躁，就试着将就寝时间再提前一些。只要他能整晚安睡，这样做就是对的。如果他又开始在不该醒的时间醒来，那就说明你做得过激了一些，他的就寝时间应该再晚一些。

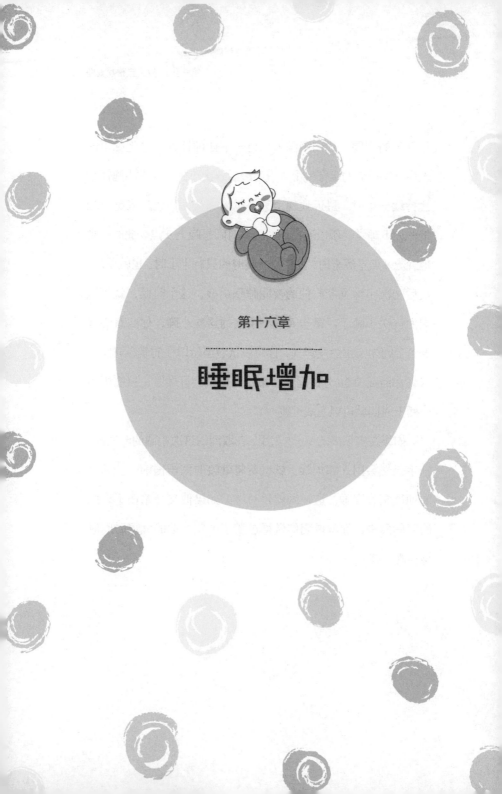

第十六章

睡眠增加

婴儿、幼儿和年龄较大的孩子睡眠的总趋势是，随着年龄的增长睡眠会越来越少，但有时或某个阶段也会增加。

## 生病

　　生病的婴儿、儿童和成人通常需要更多的睡眠。孩子生病时，应该让他们想睡多久就睡多久。发烧的婴幼儿白天更是比平时睡得多。让他们睡吧！那夜间睡眠怎么办？你可能会困惑。许多父母报告说，孩子生病时，他们的睡眠时间表就乱了套，自己整晚都得无休无眠地陪着大声哭闹的孩子。这是你将从本书中特别受益的地方——不断重复，规律作息，坚持严格的夜模式，这些都会让你的宝宝遵循既定的时间安排。孩子生病时，他们每天的整体睡眠需求会更高，但白天睡眠的增加不太可能会减少夜间睡眠。这就是强节律的力量。当我的孩子生病时，他们白天会烦躁不安，会困倦，但他们晚上的睡眠几乎不受影响。当然，生病的孩子有时会夜里醒来，感到不舒服，他们需要更多的安慰或帮助。

当婴儿长成幼儿时，就可以很自然地表达他们的难受和需求了（你会发现他们极有主见）。晚上你必须连续好几小时抱着生病的孩子，陪着他睡，尽力让他好受些，好多个夜晚你都必须这样照顾他。妈妈和爸爸的关爱对于生病的孩子恢复健康非常重要，但也会形成难以打破的新习惯，尤其是对年龄较大的孩子。因此，当孩子好些时，有必要尽快恢复正常的睡眠时间和日常作息时间。

莉娅大约2岁时，有次发高烧，我不在身边，她就不肯睡觉。她要待在她房间的沙发上，同时躺在我身上，才能睡着。夜里她会醒好多次，高烧、哭闹，每次都要我抱着才能再次入睡。她生病了，很难受，所以我当然尽我所能让她舒服些，包括在她的房间陪她好几小时，抱着她，轻拍她。3天以后，她好多了，但还是想把我当作温暖的垫子睡在身下，所以晚上我把她放下后，她又多次召唤我回去。起初我以为她可能还是不舒服，但到了第4天，我才意识到我们无意间养成了一种新习惯。

到了第 5 天，我确信她又恢复了往日的活力，不再感到不舒服，于是恢复了我们的常规生活：晚上 9 点洗澡、读书、睡前拥抱，早上 8 点前不能有一丝声响。当我放下她睡觉她又召唤我回去时，我先等了一会儿，但实在受不了她可怜的哭声。我心疼不已，折返回去给了她一个拥抱，但告诉她现在该睡觉了，妈妈在她睡醒前不会再进来了。我离开后，她又是一阵大哭。10 分钟后我就受不了了。这样又持续了 30 分钟，最后我决定再多等一会儿。她拼命哭了 30 分钟，还富有创意地想出了很多让我过去的理由（"我要尿尿""我想在客厅玩""我饿了"），这说明她其实并不需要我，她只是想要我陪着她。在似乎没完没了的一阵大哭之后（但实际上只有 30 分钟），我进去给了她最后一个拥抱。之后她不哭了，最后终于睡着了，在深夜这个时间终于消停了。第二天晚上，在就寝常规活动后她就睡觉了，没有要求我一次又一次地回去陪她睡。这个习惯终于被打破了，我们又恢复了日常的生活步调。大家晚上又都能美美地睡上一觉了。

当生病的插曲上演时，安慰孩子应优先于所有安排。婴幼儿生病时通常需要更多的睡眠，更多的拥抱，更多的爱抚，更多的陪伴，要尽量满足他们的要求。但当病情好转时，注意不要让他养成需要你再次打破的新习惯而要尽快回归生病前的正常作息。向你的孩子解释说，既然病好了，他又该独自入睡了；夜晚是睡觉的时间，妈妈或爸爸会在早上出现在他身边。

 案例：

  奥利弗 5 个月大时，我指导他的父母，给他制订了时间表，每天的日程都按计划进行。但在他 9 个月大时，突然一切都变了。奥利弗患了重感冒，高烧几天不退。生病期间，他哭得很厉害，总要人抱着他，安抚他，照顾他。病好后，他的睡眠时断时续，每晚要醒 4 ~ 6 次，父母都快累倒了。他的母亲瓦内莎向我求助，我解释说，奥利弗感冒期间享受的特别关照已经让他形成了新的不良习惯，需要重新进行温和睡眠训练才能回归正常。虽然有几个晚上很不顺利，但瓦内莎的努力最终得到了回报：奥利弗恢复了自我安抚的能力，晚上睡觉不再依赖父母了。

## 幼儿睡眠增加

2 岁左右，幼儿的日常睡眠需求已趋平稳。在接下来的一年里，他们晚上的睡眠时间不太可能进一步减少，甚至可能在长达一个月的时间中，他们需要比以往更多的睡眠（多 1 小时也并不罕见）。这一阶段恰逢他们进入幼儿园，感受令人极度兴奋的幼儿园环境，同时这也是情感和智力发展的独特阶段。你可以按照本书所述方法重新安排孩子的作息时间，以满足他不断变化的睡眠需求，而不是为了让孩子上幼儿园而强行叫醒他。晚上早点让他睡觉，可以每次提前 15 分钟，慢慢调整他的就寝时间，直到再次达到睡眠平衡，即孩子在你指定的清醒时间起床就能满足他的睡眠需求。太简单了！本书的方法其实是一个对时间表不断调整的过程，使孩子的夜间睡眠和早晨清醒时间与你保持一致。

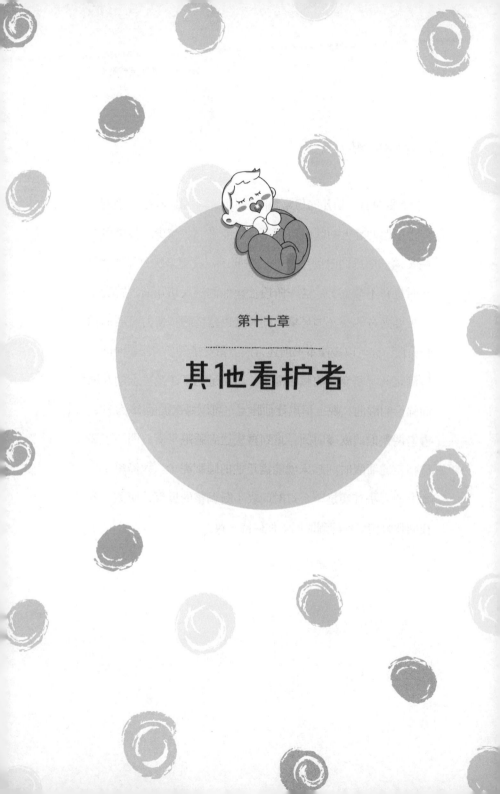

第十七章

其他看护者

现在你对这一方案的基本知识已经了如指掌了，并且坚信要使用红光灯，并限制宝宝白天的睡眠时间，但你们身边的其他人对此可能并不认同，他们可能不知道正常的光会唤醒婴儿，也不知道过多的小睡不利于夜间睡眠。如果他们不遵循本书的方法有关系吗？如果这些人要照顾你的孩子的话，那么确实有关系。这主要有两个原因。一是我们做或不做的每一件事，要么会增强、要么会削弱婴儿的节律，而强节律会让他更开心，睡得更好。如果你的伴侣、保姆或其他看护者为孩子制订的时间表和你的不一样，或者根本就没有时间表，那么你为孩子制订的适合你和你家人的睡眠时间表所付出的所有努力就会功亏一篑。此外，如果你精确校准的小睡时间表被束之高阁，其他看护者让宝宝白天想睡多久就睡多久，就很可能导致宝宝晚上睡不着。因此，所有人达成共识至关重要。

## 幼儿园的小睡

对婴幼儿来说，入学或入托是一个挑战，因为他们需要适应新的看护者、其他孩子和不同的实体环境，以及不同的日常活动和时间安排。日托环境对婴幼儿来说是一剂兴奋剂，他们从与老师和其他孩子的互动中受益良多。与在家相比，他们在那里通常会感受到更强的感官、智力和社交刺激，身体上也比在家里更活跃。上学很累人，许多婴幼儿刚开始日托时到了晚上都很疲惫，这对父母来说有些难办。让孩子们早点睡觉似乎是最简单的解决办法，但不要做过头。

如果孩子看起来非常累，你可以试着让他提前 15 或 30 分钟入睡。但如果他比以往醒得更早，或者夜间会醒来，说明他的睡眠需求并没有增加。你可以早一点开始就寝常规活动，早一点给孩子洗澡，然后多给他读一本书，而不是让他早早睡下。上学后孩子们的确会更累，但这种疲劳并不一定会转化为睡眠需求；相反，它可能表现为更加烦躁，更加黏人。他们已经离开你一整天了，之前他们要在没有你陪伴的情况下打起精神来，现在他们需要释放，想要你证明你就在身边。

## 日托中心的小睡

如果你的孩子在开始日托之前就有特定的日常安排，试着告知新的看护者保持一切不变。然而，由于人们对睡眠的生理机制缺乏了解，要求把小睡中的婴幼儿叫醒可能会遇到阻力。对于日托机构来说，要顺应每个孩子单独的时间安排也极具挑战，比如，如果其他孩子睡得比你的小家伙多（或少）。

但你当然知道，白天睡得太多会严重影响婴儿的夜间睡眠。在日托中心无休止的小睡会导致夜间晚睡或失眠。你可以解释说，一直以来，你都定时把孩子叫醒以限制白天的睡眠，为的是让孩子晚上睡得更好，这是一种让孩子晚上安睡的可取的方法。你可以描述一下这种方法是如何帮助你的家人在晚上恢复正常睡眠的，以及这对你有多重要。试着向看护者解释你的方法，最好是在入托前与幼儿园或日托机构面谈，了解他们是否愿意配合你执行本书的方法。

## 让全家人都遵循时间表

家里的每个人在孩子的睡眠和进食时间上保持一致非常重要。为了按计划行事，一个有效的做法是在冰箱或其他显眼的地方贴一份最新时间表，这样每个人都可以很容易地查看进食和小睡时间。你已经花了很多宝贵的时间和精力学习关于睡眠的科学，并努力让孩子的日常活动遵循一定的时间安排，那就让你的伴侣也读读这本书，向每一位看护者解释你的方法，特别是你要求限制日间睡眠的原因。坚持强调时间表和限制小睡时长的重要性。你可能会遇到阻力，但为了让孩子晚上一直睡得好，坚定的态度必不可少。

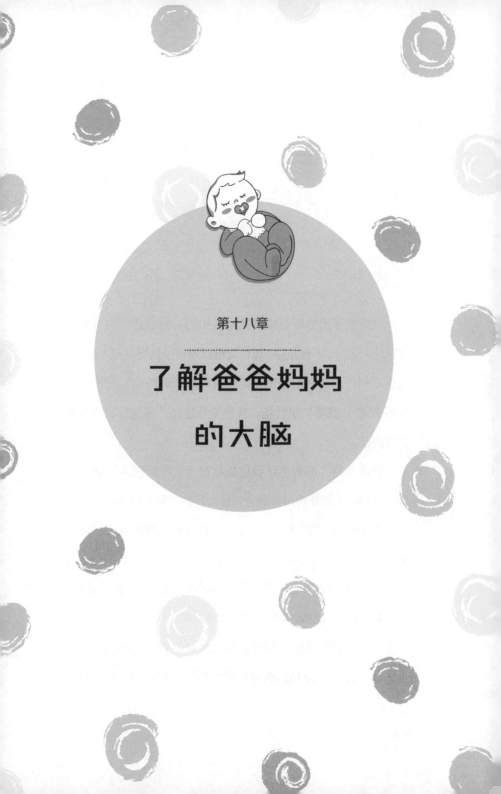

第十八章

了解爸爸妈妈

的大脑

我所推荐的睡眠训练虽然是温和的，但却是我的方法中最难的一部分。不仅是你，每位父母面对孩子的哭泣都不好受。我也不例外。当我给莉娅和诺亚进行睡眠训练时，即便只是等待 90 秒，我都如坐针毡。我感觉我是在严重伤害我的孩子和我自己。

为什么婴儿的哭声让我们如此难受？听到别人哭通常不会让我们感觉如此难过，那么为什么我们对婴儿的哭泣会有如此极端的反应？了解为什么我们会有这种强烈的反应，可以帮助我们调节恐慌心理，这样我们才能继续进行睡眠训练。这部分内容将帮助你理解作为父母所经历的复杂情绪背后的生理机制，以及我们如何调整这些情绪来帮助孩子睡个安稳觉。

当你看着孩子时，你感受到那奔涌的爱意了吗？那些你从未体会过的情感是真的存在吗？是的，那是荷尔蒙。这是大自然的安排。所以我们不仅在身体上为宝宝的到来做好了诸如泌乳等最佳准备，而且在心理上也准备好了。荷尔蒙让我们爱自己的孩子，将孩子的幸福置于首位，这甚至比我们自己的幸福更重要。我是一名神经学家，所以如果在一本关于婴儿睡眠的书中不考虑怀孕、分娩和育儿如何改变我们的身体和情感，不考虑这些改变如何提升我们帮助婴儿的夜间睡眠、最终也是帮助我们自己的夜间睡眠的能力，那它就不是一本完整的书。

## 孕期荷尔蒙

在我怀莉娅之前，只要我醒着，满脑子就是自己的体重和外表，体重细微的波动都会大大影响我的情绪。因为保持体形对我来说很重要。怀孕后，肚子开始变大，这种对自己的身材敏感的苛求发生了极大的改变。在经历了几个月的恶心之后，我的肚子开始明显，很奇怪我竟然为此感到高兴。当肚子再大些时，我感到敬畏，不敢相信它还会变得更大、更大、更大。到最后，我感觉不舒服，但我变得走样的身体竟然没给我带来太多的苦恼。放在怀孕前，我肯定对自己苛责不已，而现在我至少不像过去几年那样夸张，体重增加或减少都会使我深受其扰。当我一边看电视一边完全能把餐盘放在肚子上时，这种巨大的反差只让我感到些许好笑。

即便经历了卡夫卡式噩梦般的变形，我的身体也并没有畸形；即便我的身体内部和我的生活变得有些离谱，即便一切都将以难以想象的方式发生改变，我也并不担心。当然，我也会担心孩子的健康，担心生产是否顺利，担心自己是否能成为一位好妈妈。但是，与即将发生的事情的重大意义相比，我的恐惧和担忧多少显得有些微不足道。甚至在怀孕时，我就对我的朋友和家人说，没有体验到怀孕的紧张似乎有些奇怪，如果以前生活发生这种荒诞的改变定会让我心烦意乱，但现在当真的经历这一切时，我却异常平静。大多数母亲说自己也有这样一种相对平静的感觉，她们几乎觉得自己注定要经历这一切。

科学可以为这种现象提供精彩的解释。承受压力会导致母亲体内荷尔蒙皮质醇水平升高，从而对发育中的胎儿造成伤害，于是大自然想出一套方法来阻止这种情况的发生。怀孕期间，脑化学物质和荷尔蒙的复杂相互作用调节着所谓的下丘脑 - 垂体 - 肾上腺轴（HPA）。这一连串生理活动是这样的：大脑中的下丘脑释放激素，该激素向脑下垂体发出信号，进而控制位于肾脏上方的肾上腺，促其释放皮质醇。这整个过程在怀孕期间受到抑制，并由于孕激素和内源性阿片类物质的作用受到控制。孕激素和内源性阿片类物质在孕晚期达到峰值，并抑制 HPA 轴，从而减轻怀孕期间的压力。

特别有趣的是，孕妇的伴侣在孕期也会出现激素变化。在伴侣怀孕期间，男性的睾丸素会下降，这对孩子出生后父子关系的维系是必要的。此外，夫妻的荷尔蒙也会同步变化，为父母做好最佳的育儿准备。

## 分娩时的荷尔蒙

你可能听说过"拥抱荷尔蒙"这种催产素，它能产生惊人的亲社会效应，喷到鼻子上后，能增加人的吸引力，提高对他人的信任度，甚至能提高读心能力，即凭直觉理解别人所想、所需的能力。

催产素最重要的作用体现在分娩时。在孕晚期，催产素神经元因内源性阿片类物质而受到抑制，但是当婴儿准备娩出时，这种阿片类抑制被释放，催产素神经元开始反射性地激发并释放催产素，引发子宫痉挛分娩收缩。缩宫素注射液是一种促进分娩的药物，也是一种类似于催产素的化学物质，这种激素在将婴儿挤出产道时具有强大作用。在分娩的同时，催乳素和催产素引发泌乳。婴儿出生后，吮吸母亲的乳房会激发母亲和婴儿体内的催产素，从而导致泌乳反射和乳汁流动。

## 产后荷尔蒙

怀孕期间，母亲的大脑为即将成为母亲做好了准备，从生物学角度来说，包括筑巢、聚集幼崽、哺乳、清洁、保护和保持对新生儿的无攻击性。通过增加催产素受体的数量，雌性激素、黄体酮和催乳素水平会升高，从而使母体大脑的各个部位准备就绪。大脑已经做好了准备——当分娩时孕激素下降，催产素释放时，这些神经通路开始启动，诱发母性行为。

新妈妈的大脑会发生如此巨大的重组，真是令人震惊。几乎所有与认知和情绪处理相关的大脑区域都因怀孕时荷尔蒙的协同作用而发生改变，并对分娩时催产素的激增做出强烈反应。事实上，当老鼠被剔除相关基因而失去催产素受体时，它们在幼崽出生后就不会表现出母性行为。它们不关心自己的幼崽，甚至变得很有攻击性。

与新生儿的长时间互动对于维持和强化产后母性行为举足轻重，因此与新生儿的亲密程度很关键。虽然我们的大脑已经为母性行为做好了准备，但是与新生儿的接触才能真正稳固持续育儿和对婴儿需求做出反应的神经通路。不断的互动和对婴儿的关心激活了我们大脑中强大的奖赏回路，导致释放神经递质多巴胺，这让我们感觉良好。

事实上，在我的第一个孩子莉娅出生后，我感受到了如此强烈的爱，以至于想过要写一首十四行诗，可惜那时我要不断地给莉娅换尿片，且也缺乏莎士比亚的才华。虽然并未动笔，但我突然间领悟到，几个世纪以来的作家和诗人们都体会过那种心中如潮水般汹涌的爱意，这种爱意只有写成诗才能充分表达他们的内心世界。我想全身心地投入到诗歌创作中，我想谱写交响乐，我想编写书籍（好吧，至少我做过这一项），来庆祝我的宝贝女儿给我带来的精神上的振奋。她是神奇的存在，她的蓝眼睛注视着我，她需要我。

在新生儿阶段之后，我们继续密切关注婴儿的暗示。研究表明，家庭中的所有三个成员——母亲、父亲和婴儿——在互动时催产素都会增加，从而加强亲子关系和父母行为。婴儿和父母在功能上形成一个共同体，即荷尔蒙、神经通路和行为同步，这就是直觉和安全依恋的来源。婴儿需要我们照顾，我们通过照顾他让他感到安全、我们需要不断微调我们的行为以给予他最佳照顾。所有这些步骤在生物学上都是预设好的，但又在不断演化，以促成人类最热烈和最美丽的体验之一——为人父母。

可以想象，生活并非只有花好月圆。初为父母，总是会一门心思关注孩子，甚至到了丧失自我的地步，对孩子健康的担心也是没完没了。虽然这对婴儿的生存至关重要，但也会给新手父母带来很大的压力。一系列有趣的实验从生物学角度对这种体验进行了解释。

在新手父母看到他们宝宝哭泣的视频时，用功能性磁共振成像技术同步监测他们的大脑活动，研究人员发现，在大脑中心叫作杏仁核的地方有强烈反应，它有点像我们的情绪恐慌按钮。我们感到无法忍受宝宝的哭泣，大脑因此做出反应。当宝宝哭泣时，我们大脑中发出情绪警报信号的部分就会像圣诞树一样亮起来，这让我们极度揪心。

　　有趣的是，虽然父亲也会对婴儿的哭声做出反应，但母亲的大脑反应要比父亲明显得多，这跟许多母亲每天对孩子的观察一致。她们会被宝宝最轻微的动静完全惊醒，而爸爸则会继续呼呼大睡，不管宝宝怎么哭闹。为什么爸爸会这样？这是因为他的情绪警报中心不会对婴儿发出的每一个声音有反应。虽然过段时间这种极端的生理和情感反应会逐渐减弱——6个月大婴儿的父母会显示出比两周大婴儿的父母更弱的杏仁核反应——但这种高度情绪反应状态当然是父母的职责之一，它能促进浓浓的血缘关系和深深的爱，但也会带来焦虑，有时甚至是抑郁。

　　父母对新生儿的关注是如此投入和模式化，就像是一连串典型的强迫症行为。在你觉得被冒犯之前（有这种感觉可以理解），先想想你是不是焦虑地一遍又一遍检查宝宝的重要器官？是的！是不是总担心忽略了什么关系到宝宝的健康甚至是生存的事情？是的！宝宝受到伤害的担忧也时刻在脑中萦绕，令人不安。这种相似之处相当不可思议，尤其从神经学层面上看更是如此。研究人员甚至利用母亲的大脑成像作为了解强迫症行为及其发展起源的一种方式。

## 睡眠的功能

你拿起这本书可能是因为你的宝宝睡眠不好，你自己也感觉不舒服。为什么会这样？为什么睡眠对我们的健康如此重要呢？我们为什么要睡觉呢？

这正是我作为一名睡眠科学家在日常工作中研究的问题。答案是：我们不确定。确切地说，是不确定睡眠终极的、潜在的、基本的功能是什么，睡眠在我们体内完成的首要任务是什么，以及如果睡眠不足导致这项任务无法完成，我们是否会感到痛苦，并最终生病。

芝加哥大学的艾伦·雷希茨哈芬及其同事们也对这个问题进行了深入研究。研究人员利用放置在水池上方的转盘来剥夺老鼠的睡眠。转盘被一个隔板一分为二，隔板的两边各放一只老鼠。其中一只计划要被剥夺睡眠的老鼠一旦进入睡眠状态，转盘就会开始转动，但隔板却保持不动，老鼠有可能被推入水中。为了避免掉入水池，老鼠必须开始移动，而不是睡觉。这种水上转盘的方法可以让研究人员探究，在睡眠完全被剥夺的情况下，不能睡觉的动物会发生什么。

被这种方法折磨的老鼠不到两周就会死亡。这比被剥夺食物导致的死亡要早得多。为什么剥夺睡眠会致命？几天不睡觉后，老鼠开始出现大量的身体和生理异常，包括毛发蓬乱、体温下降、体重减轻、感染、皮肤溃疡和大脑变化。奇怪的是，没有发现老鼠死亡的单一原因——就算研究人员让老鼠的身体保持温暖，再注入抗生素控制感染，并采取其他方法对抗睡眠不足造成的不利影响，老鼠仍旧会死去。其原因仍然成谜。

分子生物学家们，包括我自己，一直致力于睡眠功能的研究，并发现了我们睡眠时细胞和组织中发生的一些生理过程。本书虽不打算深入解读目前研究的技术细节，但我们相信睡眠与维持大脑和身体的基本细胞功能有关。在大脑层面，我们都知道，睡眠不足会损害我们的身体机能。虽然我们并不完全了解其中原因，但我仍想深入探讨睡眠不足对大脑的影响。

## 缺少睡眠的大脑

为了探究睡眠不足对人类的影响，研究人员对几组人进行了不同程度的睡眠剥夺测试。在美国宾夕法尼亚大学的一项研究中，一组实验对象连续 3 晚不被允许睡觉，而另一组则被部分剥夺睡眠，连续 14 天每晚只被允许睡 4 或 6 小时。这项研究和其他同类研究都表明，睡眠不足会严重损害大脑功能，包括注意力、积极性、工作记忆、长期记忆、视觉处理、决策、判断、语言和情绪控制。

　　睡眠越少，症状越严重，这或许并不奇怪。有意思的是，不论是完全睡眠剥夺，还是部分睡眠剥夺（也就是新手妈妈们所处的状态），对认知和情绪调节都有负面影响。连续 14 天每晚少睡 2 小时，与一晚完全不睡觉的结果一样糟糕。这会造成什么后果呢？研究表明，处于习惯性睡眠剥夺风险的人群，包括医疗、航空、军事或运输领域的工作人员，表现为警觉性受损，且更容易因睡眠不足而犯错。澳大利亚新南威尔士大学和新西兰职业与环境健康研究中心的一项研究发现，在 28 小时不睡觉后，军队和运输人员的认知能力受损程度与血液中酒精含量为 0.1% 的醉汉一样。虽然女性似乎比男性更能适应睡眠不足（可能是因为养育孩子的需要），但我需要反复强调的是，为了你和你的家人好，恢复良好的睡眠太重要了。

案例：

卡拉在马特奥 7 个月大时联系我。白天，马特奥是一个开心、活跃的宝宝，但到了晚上，每隔 2 小时就会醒一次，这让他的妈妈很抓狂。他白天小睡 4 次，总共 5 小时。卡拉是一名工程师，但在马特奥 6 个月这个节点她还是无法重返工作岗位，这给家庭带来了巨大的经济压力。她告诉我："工作中我需要思考，但现在我感觉自己像僵尸一样迟钝。"我向她解释说马特奥小睡太多了，并教了她一些温和睡眠训练的步骤。在实施了新的作息计划，并对马特奥进行睡眠训练后，卡拉恢复了睡眠，一个月后得以重返工作岗位。

## 睡眠和情绪

从记事时起，我就有睡眠问题。当我还是个孩子的时候，就经常无法入眠。我常常半夜躺在床上睡不着，思绪让我清醒。父母绝对不同意我服用安眠药。有一次他们找来一位顺势疗法医师，这是一位非常和善的女士。她和我面谈了3小时，然后给我开了一种特殊药物，一种含有微量植物提取物的、据说有利于睡眠的"小糖球"。虽然我喜欢这种一对一的关注和关心，但"小糖球"对我的睡眠毫无帮助。最终对我有些许帮助的是我的父亲，他是一位精神科医生，他教我一些放松的技巧，有时躺在床上睡不着时我就会使用这些技巧。

年轻时，我的睡眠时间很不规律。直到加入现在所在的洛克菲勒大学实验室我才知道，对于失眠症患者来说，这种不规律的睡眠会加剧睡眠问题。大学时我有时早上7点起床，有时又睡到下午2点。在我攻读硕士学位期间，我的整个生活节奏都颠倒了，和社会完全脱节。我下午5点起床，天亮时睡觉。由于作息不规律，我一直生活在一个恶性循环中：睡懒觉导致第二天晚上无法入睡，醒来时睡眠不足，然后再睡懒觉，如此循环。我可能某一天感觉不错，但第二天又因严重睡眠不足而难受得要命。

当睡眠不足时（对我来说，就是睡眠不足7小时），我就会感觉不舒服，不仅会感到疲倦，情绪也受到影响，做事缺乏精力和动力，人也很消沉。也许这就是为什么当我的孩子出生时，我如此渴望能避免睡眠被剥夺造成的睡眠不足和情绪低落的双重打击。

这并非个案。睡眠和情绪之间关系紧密。睡眠不好会导致情绪不佳，而睡眠质量直接关系到新手妈妈在产后几天、几周和几个月的情绪。多项研究表明，新手妈妈在产后睡眠不好会增加产后抑郁的风险。产后抑郁是一种暂时的抑郁症状，85% 的新手妈妈都会出现这种症状。一项研究结果表明，一周大宝宝的妈妈的低落情绪完全由于夜间失眠。2000 年，美国加州大学旧金山分校的凯瑟琳·李及其同事分别对女性在分娩前和分娩后的情况进行了多导睡眠图研究，以追踪新手妈妈的睡眠变化，并了解这些变化与情绪的关系。他们报告说，在分娩一个月后，母亲的睡眠时间平均比妊娠晚期少 1.7 小时。而且，产后一个月的睡眠时长与心情有关，心情好（积极情绪）的母亲比情绪低落（消极情绪）的母亲平均多睡 1.3 小时。

另一项研究则表明，产后一周的睡眠不足甚至可以成为产后 6 周时患上产后抑郁症的预兆。这说明睡眠对我们的心理健康有多么重要。在这些研究中，很难梳理出是睡眠不足还是情绪低落在起决定作用。是睡眠障碍导致情绪障碍，还是情绪障碍导致睡眠障碍？研究人员认为这两种说法都是正确的，而且它们会导致恶性循环：睡眠不足会导致抑郁，而抑郁反过来又会进一步加剧睡眠问题的严重性。

好消息是，有证据表明，改善新手妈妈的睡眠有助于改善她们的情绪。在加拿大汉密尔顿圣约瑟医疗中心的产科病房，一项由洛丽·罗斯及其同事开展的研究表明，新手妈妈们晚上在医院如果可以选择住单间，而让宝宝在婴儿室待几小时，那么她们就有机会补睡一会儿。1996 年到 2001 年的这项研究中登记的 179 位母亲，因有抑郁或焦虑史，或其他诸如社会经济等因素影响，患产后抑郁症的风险很高。在 5 天住院期间进行睡眠干预后，她们产后长达两年内的精神病住院率低于通常观察到的水平，这说明新手妈妈在围产期易受睡眠不足的影响。直接干预问题的起因——婴儿的睡眠——也会有帮助。2012 年的一项澳大利亚的研究中，80 位母亲接受了 45 分钟的婴儿睡眠咨询，从而改善了婴儿的夜间睡眠，也因此改善了母亲的夜间睡眠，并显著缓解了她们的压力感、焦虑感和抑郁感。

虽然大多数评估产后睡眠和情绪的研究都聚焦于母亲身

上，但最近的许多研究也探究了父亲的睡眠和情绪模式。尽管碎片化睡眠（通常等同于夜间多次醒来）在父亲中发生率较低，但像母亲一样，父亲在婴儿出生后的睡眠时间也会缩短。重要的是，父亲的抑郁症状也与婴儿睡眠不佳有关。

总之，睡眠和情绪密不可分。新生儿睡眠不好，就会干扰妈妈的睡眠，影响妈妈的情绪，进而导致产后忧郁或产后抑郁症，并进一步干扰睡眠。一种双管齐下的方法有助于打破这种负反馈循环：及时帮助母亲和婴儿，这似乎是提高新手妈妈幸福感和促进其心理健康的最有效方法。

睡眠不足被认为是妈妈们的必经体验之一，当我在电话里和她们谈论睡眠问题时，从声音中我听到的经常只有绝望。作为一个婴儿睡眠指导顾问，同时也是一个饱受失眠和情绪问题困扰的妈妈，我相信通过帮助婴儿整晚安睡来帮助父母不只是重要性的问题，而且我们需要认识到睡眠不足通常会对母亲的情绪造成负面影响，我们还需要让向心理健康专家寻求帮助变成一种常态，只有这样，我们才能真正尝试恢复一个母亲的幸福感。

## 睡眠训练中父母的大脑

我将详细介绍我们在孩子出生后所经历的生理和心理变化，因为当你的孩子在凌晨 3 点哭着要你过去安慰他时，我想让你为心理甚至身体的不适做好准备。预告一下，这种感觉相当不好。婴儿的哭闹会触动我们的警报按钮，杏仁核会被激活并快速启动父母行为，尤其对妈妈来说，就像处于自动驾驶模式，你的身体会被召唤去抱起宝宝并给他喂奶。

这是非常难以承受的内在压力，特别是在睡眠不足的状态下，正如前文所述，它会影响认知功能和情绪调节。然而，若能将这种内在压力与婴儿哭泣的现实后果剥离开来，你将变得更强大。是的，宝宝哭的时候，你也不好受，你的整个大脑都在疯狂运转，试图让你去照顾她。这是我们的生理冲动。我现在要求你做的是，现在和那一刻，都要把孩子看作一个独立于你的个体。是的，你感觉很糟糕，你认为宝宝也一定感觉很糟糕，这引起了强烈的共情。但如果他感觉不是那么糟糕呢？至少不会糟糕那么长时间呢？我们不是让他哭几小时，只是 90 秒而已。想一想你进去后他平静下来的速度。如果宝宝伤心欲绝，他不会一被抱起就马上平静下来。

注意，你进去后，宝宝很快就平静下来了。请控制自己想把孩子抱起来的冲动。想象在不久的将来，孩子晚上再也不哭闹了，对孩子和你来说，压力都会大大地缓解。以我指导婴儿睡眠的经验来看，听任宝宝哭是睡眠训练中最难的部分。很多父母担心让宝宝哭几分钟会伤害宝宝，虽然我能够帮助大多数父母克服这种恐惧，让大家相信不会有事的，但还是有些母亲，婴儿一哭，她们就极度忧虑，这使得睡眠训练很难开展。我指导的大多数母亲都能够调整自己对婴儿不安呼唤的情绪反应。我向她们解释说，等 90 秒主要是为了让作为母亲的我们自己平静下来，为自己的行为设定界限，努力战胜我们母性的大脑。

案例：

　　海伦娜是我指导过的一位母亲。她一开始就告诉我，她绝对不会尝试任何"哭声免疫"睡眠训练方法，因为她认为这会对她4个月大的儿子亚历山大造成伤害。我向她解释说，科学研究表明，对婴儿的哭声稍微延迟反应——只延迟90秒——能教会婴儿自我安抚，甚至时间更长的"哭声控制法"也被证明即使是在几年后也不会影响孩子的情感或认知发展。然而，她还是很害怕，不敢进行睡眠训练。最后我们谈到了她在亚历山大哭泣时的体验，对她来说那哭声真的难以承受。她告诉我，她觉得亚历山大在那些时刻非常需要她，她不能拒绝给予他情感的支持。我解释了科学研究是如何证实婴儿即使哭泣大大超过90秒，也不会对他们造成长期伤害的。但妈妈的大脑对婴儿的哭声过度敏感导致睡眠不足会增加妈妈抑郁的风险。海伦娜让自己缓慢而平稳地放手，在亚历山大晚上醒来大哭时，她让自己先忍受几分钟。仅仅两个晚上，亚历山大的睡眠就得到明显改善，晚上通常都能睡6小时，这让他疲惫的母亲很开心。

### 教你的宝宝整晚安睡要点

- 发现你的孩子睡眠训练准备就绪的迹象：体重超过 5 千克；夜间喂食时宝宝似乎不饿；晚上能连续睡 5 ~ 6 小时。
- 对哭闹的婴儿延迟 90 秒后再做出回应，可以教会婴儿自我安抚。
- 睡眠倒退通常是需要缩短或减少小睡的提示。
- 了解睡眠不足及你对婴儿哭泣的自然生理反应对你造成的影响，这样就可以有效地进行睡眠训练。
- 考虑一下整晚安睡给你的情绪和幸福感带来的有益影响。

# 解决常见的睡眠问题

现在你已经了解了我所知道的关于宝宝睡眠的几乎一切。你已经阅读了昼夜节律和睡眠的科学、光的重要性、时间表如何帮助婴儿睡眠，以及过多的小睡会让婴儿在晚上难有倦意。

尽管通过温和睡眠训练，可以缓解可怕的睡眠训练给你带来的压力，但如我所解释的那样，由于为人父母后大脑发生的生理变化，睡眠训练仍然难度不小。但坚持下去，你会很快收获丰厚的回报。

你已经了解了本书的理论，现在让我们来付诸实践，一起解决婴儿的睡眠问题。在这一部分，我们将解开一些婴儿睡眠领域的困惑，你将了解到最常见的婴儿睡眠问题，并运用本书方法来解决这些问题。

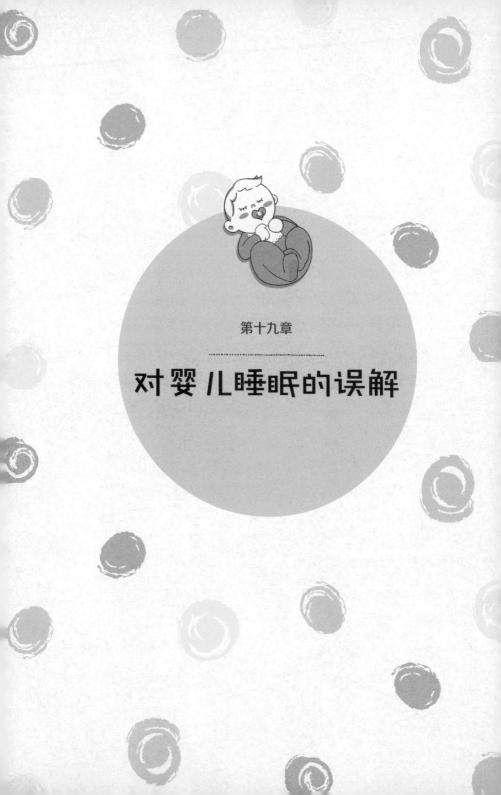

第十九章

# 对婴儿睡眠的误解

既然你已知晓为什么小睡太多和晚上的正常光线均不利于婴儿睡眠，你也已知晓如何安排婴儿的睡眠时间，那么尝试恢复你的夜间睡眠就胜券在握了。可是，其他那些睡眠指导和婴儿睡眠书籍该怎么办呢？你读过的无数关于这个话题的文章该怎么办呢？更不用说你的朋友和母亲了，他们对这个话题都有各自的看法。在育儿界、儿科界和婴儿睡眠领域，有很多建议是相互冲突的。有些建议是正确的，有些则无关紧要，还有些是错误的。虽然我们并不了解婴儿睡眠的方方面面，但关于睡眠和日常节律的科学研究已经确立了一些明确的基本规则。读完这本书，你将会对睡眠的生理基础有所了解，并有希望将这些新知识应用到婴儿的睡眠中去。本书的新范式——其方法及其简单程度都是革命性的。让我们回顾一些关于婴儿睡眠的最常见的误区，并把它们放在睡眠科学的背景之下进行讨论。我对每一种说法都进行了探讨，并标注了详细论证所在的章节，以便你进行进一步的阅读加深理解。

误解1："孩子和孩子不一样。"

光对所有人的影响方式都是一样的，它让生物钟完成内外偶联，从而促进清醒并抑制褪黑素（见第二章）。限制夜间的普通光可以帮助大多数婴儿整晚安睡（见第五章）。虽然同龄婴儿间的日均睡眠总需求有所差异，但所有婴儿随着年龄的增长睡眠总需求都会持续减少（见第三章）。限制白天睡眠可想而知会延长婴儿的夜间睡眠时间（见第十章）。

误解2："睡眠催生睡眠。"

"如果白天睡得多，晚上就会睡得好。"错！婴儿有每日睡眠总需求，如果白天满足了大部分需求，晚上就不会睡得那么多、那么好（见第十章）。

误解3："给孩子强加一种节律不利于健康。"

科学研究表明，昼夜节律的进化有助于我们预知环境的变化。通过为婴儿制订进食和睡眠时间表，我们在帮助他调整身体机能，理解并有效应对疲劳感和饥饿感。这样，婴儿就不会因为不开心而哭个不停，他知道自己累了，该睡觉了，就很快会睡着。设定好进食时间有助于婴儿的身体为消化做好最佳准备。他的胃肠道会预知进食时间，并开始释放消化酶，以便快速有效地吸收营养物质。节律给你的宝宝带来了他需要的更健康、更快乐的生活体系（见第四章）。

误解 4："光线不重要。"

大多数父母没有刻意阻止清晨的光线射入婴儿室，几乎没有父母使用红光灯来帮助婴儿过渡到就寝时间，在婴儿室也没有严格禁止使用普通灯。然而这些是最容易实施的改变，它们对婴幼儿的睡眠有着非常直接而强烈的影响。晚上使用红光灯会帮助婴儿入睡，而没有晨光的房间会让他一直睡到时间表上合理安排的时间（见第二章和第五章）。

误解 5："让婴儿保持清醒不利于健康。"

延长婴儿两次小睡之间的清醒时间，或者在过渡期让他们晚些睡觉，只要不是剧变，都没有害处。当我们努力缩短小睡时间或取消小睡时，我们希望婴儿清醒的时间长一些，家长可以和他多玩一会儿，或者抱着他四处走动安抚他，然后再把他放下。刚上日托的幼儿晚上会更感疲倦。你可以试着将就寝时间提前，如果他一直比较早就能睡着，而且还能一觉睡到天亮，那么提前就寝时间就是正确的。但如果他只在某一晚感到疲倦，那么试着坚持下去，可以多留意他，把洗澡时间延长一些，做些让他开心的事，直到他的常规就寝时间（见第十六章）。当然，这里要运用你的判断和直觉。你不希望孩子太烦躁而无法平静或无法入睡，但是把婴儿的清醒时间延长 15 ~ 30 分钟，把幼儿或更大一些孩子的清醒时间延长一小时，都不会有问题的（见第十章）。

误解 6："千万不要叫醒熟睡的婴儿。"

只要婴儿的睡眠总需求得到满足，他也没有生病或其他原因导致的疲倦，你就可以在他早上的起床时间叫醒他，或者在他小睡时叫醒他，以避免无休止的小睡。这将有助于建立一个稳定的时间表，促使他晚上睡得更好，睡得更久（见第二步）。

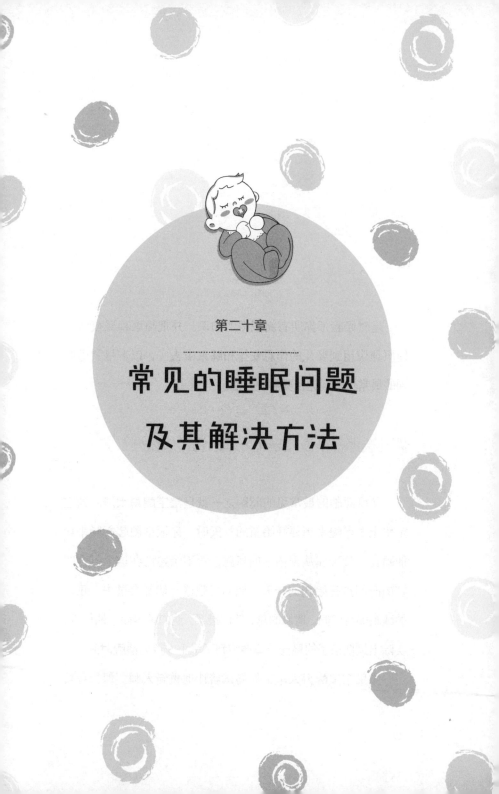

第二十章

常见的睡眠问题
及其解决方法

是时候验证你所有新获得的知识，并把睡眠和昼夜节律的原理应用到婴儿的作息安排和睡眠中去了。以下是父母遇到的最常见的问题及其解决方法。

## 婴儿选择在半夜起来玩耍或吃奶，怎么办？

父母面临的最常见的问题之一就是宝宝醒得太早。当宝宝早上5点醒来想要开始新的一天时，你很难硬起心肠来让他睡觉。父母屈从于孩子的意愿，很不情愿地在这个不合时宜的时间点开始新的一天。他们希望这一切都会过去，正常的睡眠即将回归。遗憾的是，他们错了。他们纵容孩子的任性，实际上是把孩子的昼夜节律调整到了早上5点为清醒时间。

如果宝宝醒得太早，你要试着让他重新入睡。保持环境黑暗，只亮红光灯，低声说话，轻摇他，用"嘘"声让他安静，必要时抱起他轻轻摇晃。只在必需时给他喂点奶，然后把他放回婴儿床。坚持这么做，几天后你的宝宝就会明白晚上是睡觉的时间，并且会在你指定的时间醒来。

最重要的建议是保持房间黑暗，必要时只亮红光灯。你要安抚宝宝，但不要在房间里待太久——你要暗示他该睡觉了。如果宝宝还没有安静下来，再返回安抚他，然后再离开。如果宝宝想吃奶，但你知道他只是想寻求安慰，而不是真的饿了，那就要抑制给他喂奶的冲动。对许多母亲来说，不能给一个明显不安、正在哭泣的孩子喂奶，在心理上是很难接受的。在这种情况下，就需要派你的伴侣去安抚他。你的伴侣会找到其他方法让宝宝安静下来，让他不会再坚持要吃奶。

保持清醒时间不变，只在指定的清醒时间拉开窗帘。有几个夜晚可能会比较难熬，每隔几分钟你就得去趟婴儿室，安抚那个在凌晨 5 点想玩耍的哭闹的孩子，但如果坚持计划，你很快就会看到效果。如果他仍然醒得太早，检查一下他白天的小睡情况。试着缩短白天的睡眠时长。增加晚上的睡眠压力可能会让他整晚睡得更好。

## 婴儿夜间入睡困难，怎么办？

你可能会把婴儿无法入睡解读为他的就寝时间太早或太晚。这种解读可能是错误的。你是根据本书前文列出的睡眠次数来设定就寝时间的，你的任务是通过严格的重复及调整日间的小睡来增加睡眠压力，以完成生物钟的内外偶联，从而帮助他在这个时间点上床睡觉。如果他每晚在入睡前都要哭上好几小时，很有可能是疲倦了，但由于白天小睡太多，导致还不能倦到可以立即入睡。根据婴儿睡眠时间统计表检查他白天的小睡情况。如果他们的睡眠时间接近或多于这个年龄的平均水平，就试着减少小睡时间，看看是否有助于夜间安睡（见第十章）。随着婴儿成长，你可能需要将就寝时间调整一小时左右。

## 婴儿小睡入睡困难，怎么办？

如果这种现象在强节律情况下持续发生，说明他可能已经长大，不再需要这次小睡了（参见第十五章关于如何取消小睡）。如果在取消这次小睡后他总是特别困倦，经常发脾气，甚至在那之后几天随时随地都会睡着，说明他还没有做好取消这次小睡的准备。要重新调整，使其在另一个特定时间小睡，并使用助眠工具帮助他入睡（见第七章睡眠辅助工具）。

时间的选择可能是另一个问题。婴儿也许会在两次小睡之间保持更长的清醒时间，所以试着将小睡时间推迟半小时。如果午餐后下午的小睡入睡困难，那么午餐后再喂点奶（奶有助眠作用），喂完奶后立即把他放下睡觉。饱胀的肚子有助于入睡。

## 婴儿感到疲倦烦躁，但此时还没到就寝或小睡时间，怎么办？

在制订出严格执行的时间表之前，这种情况常见于年龄较小的婴儿，也见于婴幼儿的生活发生改变之际，例如日托、搬家、新兄弟姐妹出生后，或者度假时。尽管烦躁难哄，依旧要让他睡觉，要尽量按时间表行事。晚上就寝尤其如此。

和孩子玩耍，抱着他四处走动，或者用其他方式都可以分散孩子的注意力。注意力分散时间长短取决于孩子的年龄。非常小的婴儿在开始感到疲倦后保持清醒的时间不会超过15 ～ 30 分钟。每天越是严格重复相同的小睡时间，婴儿的生物钟就能越好地完成内外偶联，婴幼儿在设定的时间就越容易入睡。如果他总是比以前更早地感到疲倦，有可能正在经历猛长期，或者可能因为生活的改变（比如开始日托）而更加疲倦。试着让他提前 30 ～ 60 分钟上床。如果不影响夜间睡眠和早晨的清醒时间，他可能是需要更多的睡眠。

## 婴幼儿某次小睡没睡，很疲倦，怎么办？

对于大一点的婴儿和刚学步的幼儿来说，这尤其是个问题。他们不再需要每天的某次特定小睡了，但如果不小睡他们又会很疲倦。父母喜欢让发脾气的孩子早点上床睡觉。但如果还不至于太烦躁，尽量让他的睡觉时间接近平时的就寝时间。因为太早让他睡下，他可能会醒得太早，第二天晚上就可能会更疲倦。坚持时间表，以保持强节律，并适当调整相位。

## 婴儿晚上很疲倦，但离就寝时间还很早，怎么办？

如果你想让婴儿最长的夜间睡眠时间恰好是你也需要睡觉的时间，就不能太早把婴儿放下睡觉。很多妈妈会说："但是他晚上 7 点就很累了，我怎么才能让他保持清醒呢？"这时，你的昼夜节律知识就派上用场了。他晚上 7 点就累了，可以让他打个盹儿，但要保持灯光明亮，不要进行日常的就寝常规活动，不要用襁褓包裹，不要使用白噪音，不要让他以为现在是晚上。另外，不要用红光灯，也不要耳语。如果他白天不在婴儿室或婴儿床里小睡，那么这次小睡也不应该在婴儿室或婴儿床里。一旦他睡着了，不要太安静，这样当他醒来时，就会知道现在还是白天。这种做法将帮助婴儿区分小睡和夜间睡眠。他不会在晚上 7 点睡太久，这样在就寝前还会保持一段时间的清醒。到了晚上 10 点，当你把他放下睡觉时，完成所有就寝常规活动，包括洗澡、在婴儿室喂奶、打开红光灯、小声说话、抱着他轻轻摇晃，这是在向婴儿传递睡觉时间到了的信号。每天同一时间重复这一步骤，就能让婴儿调整到晚上 7 点小睡、晚上 10 点就寝。

---

### 解决常见的睡眠问题要点

- 很多婴儿睡眠建议都没有科学依据。
- 科学证据为婴儿睡眠提供了明确的指导方针。

# 周末、假期
# 与时区变化

我希望你能相信，为婴儿创造一个合适的照明环境，同时为婴儿制订适合的常规活动和时间表有重要作用。但你或许想知道，当你们离开家，一切都变得不一样时，该怎么办？如果你带着宝宝旅行该怎么办？周末和节假日又该怎么办？

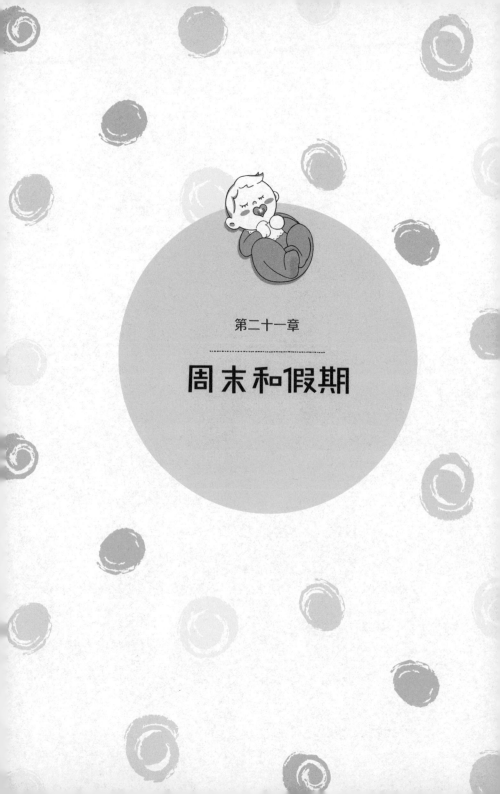

第二十一章

# 周末和假期

许多父母说，在周末或假期，他们会让婴儿和稍大一些的孩子晚睡，第二天早上睡个懒觉，因为父母自己可能也是晚睡晚起。这种做法是有问题的，原因有二：其一，它将婴儿的节律带入一个不同的、较晚的相位；其二，它有可能会影响白天睡眠和夜间睡眠之间的睡眠平衡。对于婴幼儿来说，周六通常不轻松，因为工作日上班的父母都在家，平时照顾他们的保姆也不在，幼儿园也不开放了；周一也不轻松，因为要过渡回平常的时间安排。在周末，孩子们不仅大部分时间都在父母的照顾下，而且他们会做和平常不一样的事情，去不一样的地方。这些变化在假期还会加剧，孩子们所熟悉的一切都错乱了。这就是孩子们（尤其是幼儿）经常会在周末和假期行为反常的原因。这些变化对他们来说很难适应，他们需要时间来应对这些改变。

在工作日、周末和假期保持相同的作息时间有助于孩子们调整适应。知道接下来会发生什么会给他们一种安全感。本书方法的优势即在于它的稳定性。虽然某天你让婴儿晚睡或者晚起，都不会对他的睡眠和情绪造成太大影响；但是，不能让例外成为常态。

当然，我也知道，外出时不可能总是完全遵循这个方案。有时，当你到达酒店房间、度假屋、祖父母家等地方时，你会发现，你在婴儿睡眠上辛苦取得的成绩将会受到考验，因为在这些地方你很难遮挡住清晨射入孩子房间的光线。尽你所能，发挥创造力，用大得能容人的壁橱做临时婴儿室，把毯子卷塞在窗帘杆上做遮光窗帘，买便携式窗帘或遮光婴儿床罩，用其他家具布置一个暗黑的角落以放置婴儿床，如果安全的话，把孩子放在地下室，但他晚上哭时，你要能听得到哭声……尽你所能为婴儿创造一个黑暗的睡眠环境，因为如果你不这样做，有些事就会不可避免地发生，而且会很快发生——婴儿会比以往醒得更早。确切地说，太阳才刚升起，他就醒了。如果对光照不采取措施，你至少知道接下来会发生什么。不要一次次地指望宝宝像在家里一样睡得久，又一次次地沮丧失望。要知道，旅行中他会醒得更早，因为晨光会把他的生物钟调整到更早的清醒时间。如果日出不是过早，那么全家人就应该早起，也相应地早睡。

　　带一个红光灯泡以便在宝宝就寝时用。你的孩子已经适应了在红光环境中就寝，那么不在家时，他就会抗拒在黑暗中睡觉。解决方法是什么呢？在婴儿睡觉的房间换上你带来的红光灯泡。祝你们好梦！

## 婴儿旅行睡眠用品

- 红光灯泡
- 便携式遮光窗帘
- 便携式遮光婴儿床罩
- 白噪音机
- 白噪音应用程序

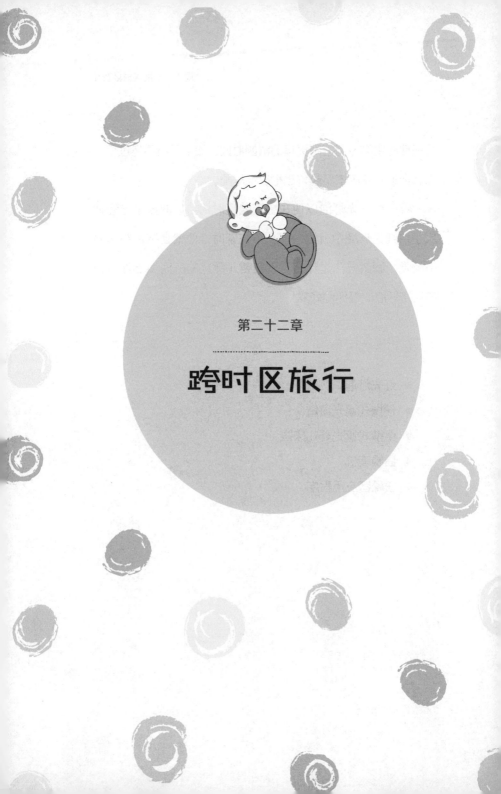

第二十二章

# 跨时区旅行

我的两个孩子 3 岁和 5 岁，我还没有和他们一起做过跨洲旅行，也没有和他们一起探访过我的祖国德国。为什么？因为我非常担心时差会打乱他们被精心调整过的睡眠时间。我特别想带着我的小家伙们周游欧洲，但我知道倒时差对我来说有多困难。我可不想花一周时间和两个倒时差的幼儿待在一起，因为如果时间安排被打乱，他们就会烦躁不安，这会把他们的妈妈变成了一个睡眠不足的僵尸。

　　让我告诉你一个关于时差的小故事。为此，我需要带你们进行一次穿越时空的旅行，回到我博士研究生的最后一年。地点：慕尼黑；年份：2011 年。在实验室里做了 5 年的实验工作，虽然有时令人振奋，但大部分时间都是痛苦煎熬的实验操作，我饱受挫折、疲惫不堪，恨不得马上结束这一切，这样生活才能继续。让我得以在不断失败的实验中坚持数小时、数日、数周的那一线光明，就是我毕业后的旅行计划。不去柏林或罗马，而是去亚洲。我要走得远远的，逃离这一切，理清头绪，寻找自我。不是去一两周，而是一个月，或许是两个月。

所以，当我在 2012 年 2 月终于通过博士答辩，正式成为阿克塞尔罗德博士时，我真的这么做了。我计划了一次旋风式的旅行，带着被压抑的旅游欲望，在 6 周内探访了 4 个国家。旅行的第一站，我和妈妈一起去了越南和柬埔寨，这是两个我一直向往的国家。从德国飞往河内的 12 小时航程一开始就不顺利，由于大雾，飞行计划改变，飞行时间更长了。当我们到达越南的首都河内，我意识到自己遇到麻烦了。我原本雄心勃勃地制订了一个每天都有短途游的行程计划，但我现在由于时差反应处于一种软弱无力的状态，无法自由行动。我真想在清晨 5 点起床，去看看千年前的皇宫——我也确实这么做了——但是我的身体受不了。我晚上无法入睡，因为我还生活在德国时间中。我很疲惫。

这种状况一直持续。在越南的第一周，我感觉很糟糕，头晕目眩，心情不好。当到达下一站会安时，我不得不待在酒店房间里睡觉，直到身体感觉好一些。

案例：

阿米莉亚3个月大时，我曾帮助过她的父母，结果是全家人晚上都能美美地睡上10小时。阿米莉亚4个半月大时，一家人从纽约飞到了洛杉矶，于是阿米莉亚的睡眠状况开始变得糟糕。她会在凌晨2点突然醒来，到凌晨4点就完全醒了，而且还很抗拒小睡。一星期后返回时，妈妈朱莉希望阿米莉亚的睡眠恢复正常，但她依旧每晚大约醒8次，且很难安抚。醒来、哭闹，在大半夜要持续两个半小时。朱莉没有给她喂奶，而是让她躺在婴儿床里安抚她，在她非常烦躁时才会抱起来。朱莉还告诉我，她前几天已经重返工作了，不知是否是这个原因导致阿米莉亚睡不好。此外，阿米莉亚正在长牙。

跨时区旅行对婴儿的睡眠是一个挑战，在与以往不同的时间被光线照射，进行各种活动，都会导致昼夜节律混乱，也称为时差。洛杉矶时间比纽约时间晚3小时，就寝时间、清醒时间和日常活动的突然改变严重扰乱了阿米莉亚的睡眠。光照时间延迟，使得褪黑素消失，导致生物钟紊乱，而在此前的晚上，她的节律强劲，褪黑素保持高位。在她以往的起床时间，纽约时间早上 5 点（此时洛杉矶时间才凌晨 2 点），才是她该睡觉的时间。

对于一周内的短途旅行，我建议让婴儿保持原来时区的时间，特别是如果时差只有 3 小时，也就是说阿米莉亚纽约时间晚上 7 点的就寝时间变成下午 4 点，而她早上 5 点的清醒时间变成凌晨 2 点。看上去太疯狂了吧？也许吧，但这将是避免时差和睡眠变糟的最简单的方法。要想在洛杉矶保持纽约的节律，你只需具备一个条件——遮光窗帘，这样就有可能在下午 4 点就寝了。

如果继续保持纽约时间不太现实，那就逐渐把婴儿的时间安排转换到洛杉矶时间，甚至在出发之前就每天调整一小时。这意味着第一天的就寝时间是下午 5 点，第二天是下午 6 点，以此类推。这仍然会有一定难度，但引起的睡眠混乱和对睡眠的干扰不会像一次调整 3 小时那样糟糕，那样会导致她哭闹不止。回到纽约后，父母们可以反过来做同样的事情。如果阿米莉亚被调整到了洛杉矶时间，她晚上 7 点的就寝时间是纽约时间晚上 10 点。所以每天回调一小时，这样她的身体就有时间适应了。既然她的节律已经被打乱，那么想让一切再回归，就需要重新调节。将她的节律调回纽约时间可能需要一星期。其中最重要的是照明环境和时间安排每天都保持完全相同。

时差反应看似导致了阿米莉亚的睡眠倒退，但这只是原因之一。生活中经常会遇到的情况是，许多事情一下子就变了，很难区分是确有原因还是巧合。我希望这本书能帮助你区分两者。参见婴儿睡眠时间统计表，4个半月大的婴儿白天的睡眠时间不应超过3小时，所以我们需要限制阿米莉亚白天的睡眠时间，目前每天是4小时。此外，要想推迟早上5点的清醒时间，需要让她晚一些睡觉。婴儿睡眠时间统计表告诉我们，想要在早上7点清醒，那么让阿米莉亚在10小时前的晚上9点入睡，这样她就能多睡一会儿了。

严格遵循时间表及昼、夜模式将有助于婴儿慢慢地调整时差，但可能要花上一周的时间才能将阿米莉亚的节律再次调整回来。最后一步是回到温和睡眠训练，使阿米莉亚不再夜间醒来。当阿米莉亚的节律被很好地再次调回纽约时间时，她在晚上会更感困乏，很快就能整晚安睡，重拾睡眠信心。父母在家里实施了新的时间表后，仅仅过了一周时间，阿米莉亚的睡眠就恢复了正常。

在我睡了一觉，适应了当地时间后，我的旅程才开始好转。如果我当时就知道现在所了解的知识（6个月后，我在迈克尔·杨的实验室开始了研究睡眠和昼夜节律的博士后工作），我本可以避免这种内部时钟和外部时钟之间的强迫异步，但谢天谢地，我挺过来了，可以活着告诉你们如何应对时差。

基于我们今天对生物钟和时差的了解，我设计了一种方法来避免或尽可能减少跨越时区所带来的不适。我曾亲自在家人中测试过这种方法，并成功地指导其他父母实施了这种方法。有必要提一下，这种方法也适用于家人或孩子不出游但需要执行新的时间表的情况，比如，开始上学的时候。

根据你我都知晓的所有知识，我们已经很清楚该如何尽可能地消除时差和失眠。但首先，让我们回顾一下在第二章中学到的关于相移的知识，因为当我们跨时区旅行时，相移就会发生：

- 我们的生物钟是24小时节律的。
- 黑光和白光会改变生物钟，但红光不会。

- 我们所做或不做的每一件事要么是在加强，要么是在削弱生物钟。
- 相移会暂时削弱节律，从而干扰睡眠。

基于这些事实，解决方法是，相移不要太过于突然。为了理解如何控制这一节奏，我们需要讨论光调节的工作原理。

在果蝇身上发现了名为"周期"（period）和"永恒"（timeless）的两个核心时钟基因之后，我的导师迈克尔·杨提出了一个重要问题：昼、夜不同时间的光脉冲是如何影响果蝇的节律的？为了回答这个问题，研究人员分别在白天和晚上的不同时间将果蝇暴露于 10 分钟的光脉冲下。在光脉冲之后，对果蝇的行为进行多日监测，以确定光是否使它们的节律发生了相移，相移的幅度是多少。结果发现，一次 10 分钟的光脉冲就足以改变果蝇的相位，可以说因此引发了人为的时差反应。

当果蝇刚入睡就被暴露在光线下时，就如同它们的白天长于正常的白天，或者想象他们在向西旅行，它们的行为节律会被延迟。相反，黎明前的光线将它们的相位提前，类似于向东旅行。这些数据的有趣之处在于，延迟和提前之间的变化幅度并不相等。夜晚光的特殊脉冲可造成高达 3.6 小时的相位延迟，而晨光引起的最大位移只能达到 2 小时。多年后，当几乎相同的实验重复于人类时，结果是惊人的：像果蝇一样，不仅人类的节律性也会对光做出反应，发生改变（暴露于夜晚的光线下，他们的节律相位会延迟，而晨光则使其提前），而且果蝇和人类之间的相移幅度完全相同。人类在夜晚暴露在光线下同样会导致相位延迟高达 3.6 小时，但在早晨暴露在光线下最多只会导致 2 小时的相位提前，这与果蝇无异。

第二年夏天，我们全家想从纽约到柏林旅行。该怎么用我的方法来减少时差反应呢？我们向东旅行，这意味着相位提前，而提前的幅度每天最多 2 小时左右。纽约和柏林有 6 小时的时差，我们不想直接飞到那里等着面对时差引起的昼夜节律紊乱，那就需要做两件事：

1. 在纽约期间"向东旅行"。

2. 在柏林期间"停留在西方"。

怎么理解呢？很简单，去德国旅行前，全家人逐渐把节律提前几小时，以尽量方便我们的日常规律为准。1 ～ 2 小时应该是可行的。

　　提前一周开始，我们会比平时早一小时起床，早一小时睡觉——比如晚上 8 点而不是通常的晚上 9 点。然后，在起飞前的最后几天，我们会比平时早 2 小时起床、早 2 小时睡觉。就时区而言，现在我们已经在纽约和柏林间路的 1/3 处了，现在我们的时间正在大西洋的某个地方。飞往德国的航班通常是夜间航班，时区变更，再加上睡眠剥夺，会造成最严重的时差反应。由于在飞行前做了调整，我们实际上就有机会在飞机上睡上一觉了，因为我们的睡眠节律会更适应早睡。如果可以选择不同的夜间航班，应该选择离我们就寝时间更接近的航班，晚一点起飞。下午 5 点左右起飞是最糟糕的，因为飞行大约需要 8 小时，在纽约时间凌晨 1 点左右着陆，这是一个我们大多数人刚睡了几小时的时间，但却是柏林时间早上 7 点。如果你在凌晨 1 点前还能在那让人不自在的飞机上睡上一觉，你也就只睡了 2 小时左右——这时飞机降落了，柏林已经是早晨，起床时间到了。睡眠不足加上晨光会让人非常不愉快。

　　到柏林后，我们还会继续调整，慢慢地，每天延后 2 小时。这对孩子们来说意味着第一天晚上的就寝时间不是柏林时间晚上 9 点（纽约时间下午 3 点），而是柏林时间晚上 11 点（纽约时间晚上 5 点），也即我们现在所处的时区——大西洋某地时间晚上 9 点；第二天起床时间不是柏林时间早上 8 点（大西洋某地时间凌晨 4 点），而是上午 11 点（大西洋某地时间早上 7 点）。那一晚我们就可以完全切换到柏林时间，晚上 9 点睡觉，第二天早上 8 点起床。瞧，3 天完成从纽约到柏林的相移，并且没有时差！

在与就寝和清醒时间同一份过渡时间表上确定婴儿的小睡时间。在这些过渡时期，当你的节律仍然与当地时间不一致时，红光灯泡和便携式遮光窗帘就派上用场了。当早上想睡个懒觉时，你就需要用这两样东西来阻止新时区的晨光扰乱你的生物钟。

如果只是旅行几天，就不必那么费劲地完全切换到当地时间。你可以利用时间表，通过红光灯和遮光窗帘来控制光照，以帮助停留在原来的时区。或者你可能更倾向于调整到一个中间时区，以避免双重时差反应（往返），尤其如果你是去旅游观光，而不需遵守任何特别的会议时间安排的时候。

如果你旅行超过 5 天，有必要在第 3 到第 5 天完全切换到新时区，然后在起飞前调回原来的时区：将就寝时间推迟 1 ~ 2 小时，第二天晚一点起床。同样，在起飞前几天就开始调整。记住，相位推迟比相位提前更容易。这意味着我们从柏林返回纽约比向东旅行更容易。到达纽约后，只需再过一两天我们就可以完全切换到纽约时间了。

旅行前，制订一份关于每个时区和每个过渡步骤的小睡、用餐、就寝和清醒时间的相移时间表。虽然工作量看似很大，但从理论上说，"顺其自然"似乎是处理时差反应更为自然的一种方式，当旅行途中及返家后孩子们都能整晚安睡时，制订计划的辛苦就没有白费，它让你既享受旅行的乐趣，又在返家后回归正常生活，而没有任何旅行引起的睡眠问题。

当然，向西旅行也是如此。旅行前一周左右，将自己和孩子的就寝时间推迟一小时，起床时间也晚一小时，快要起飞前再推迟一小时。这种情况下要遵循时间表通常会更难（我们中的大多数人都不能推后一小时工作），但你要尽力而为。在夜间航班上，充分利用飞行时间。在飞机上看一两个电影可以延迟睡觉时间；这样你在旅途中就可以做出调整，抵达目的地时倒时差就已经完成一半了。确保晚睡不要超过之前的就寝时间 3 小时。到达目的地时，比如北京，对你的身体来说已是 11 小时之后了，推迟孩子们上床睡觉的时间尽量不要超过 3 小时。多做无益，否则就会引起昼夜节律紊乱。这意味着，相对于平时晚上 9 点的就寝时间，依次调整为下午 1 点、4 点、7 点，最后是晚上 9 点就寝。带上遮光窗帘，让房间变暗，再让孩子们睡觉。第二天早上——按照北京标准时间，仍然是午夜——你和孩子们的清醒时间不要超过指定清醒时间一小时，也就是就寝时间加上夜间睡眠时长。所以，对于我的孩子来说，他们通常晚上睡 11 小时，我让他们睡 12 小时，清醒时间依次调整为凌晨 1 点、4 点、7 点，最后是早上 8 点清醒。在我看来，还不错！

相移只需 4 天就完成了，而且没有时差反应。在半夜开始新的一天听起来很离谱，但其实，只在第一天感觉有些荒唐，因为你要在凌晨 1 点起床。在我看来，如果能换来整"晚"睡个好觉，减少孩子的哭闹，那么度过这样古怪的一天太值得了。

以下是为全家跨时区旅行提供的无时差方案：

## 向东旅行

1. 旅行前 1 周，早起 1 小时，早睡 1 小时。

2. 旅行前 2 天，再早起 1 小时，再早睡 1 小时。

3. 如果是夜间航班，尽量选择与孩子就寝时间一致的航班，并在登机后尽快睡觉。

4. 到达目的地后，每天调整不超过 2 小时。早晨使用遮光窗帘和红光灯来模拟夜晚环境。

5. 返程前 4 天，推迟 1 小时起床、就寝，为适应家里的时间做准备。

6. 根据婴儿当前所处时区，推迟其小睡时间不超过 1 小时。

7. 返程前 2 天，起床和就寝时间再推迟 1 小时，为适应家里的时区做准备。

8. 回家后，每天回调时间不超过 3 小时。在傍晚使用遮光窗帘和红光灯来模拟夜晚环境。

9. 根据婴儿当前所处时区继续调整小睡。

## 向西旅行

1. 旅行前 1 周，晚睡 1 小时，晚起 1 小时。

2. 旅行前 2 天，再晚睡 1 小时，再晚起 1 小时。

3. 如果是夜间航班，可以利用飞行时间来完成相移，推迟就寝时间。对于你自己，可以推迟至多 3 小时；对于孩子，推迟时间不要超过 2 小时。

4. 到达目的地后，每天调整时间不超过 3 小时。傍晚使用遮光窗帘和红光灯来模拟夜晚环境。

5. 相对于当前所处时区，早上晚起不超过 1 小时。

6. 相对于当前所处时区，推迟小睡时间不超过 1 小时。

7. 对于 1 周以上的行程：返程航班前 1 周，提前 1 小时起床、睡觉，为适应家里的时区做准备。

8. 对于不到 1 周的行程：每天调整最多 3 小时；如果还不能与当地时间完全一致，那就别费劲了，完全转换时间并不值得。

9. 起飞前 3 天，提前 1 小时起床、睡觉，为适应家里的时区做准备。

10. 回家后，每天调整不超过 2 小时。早晨使用遮光窗帘和红光灯来模拟夜晚环境。

11. 根据当前所处时区继续调整小睡。

案例一：带着一个 2 岁孩子从纽约飞往柏林。相位提前 6 小时。在柏林逗留 7 天。

● **常规作息时间**①

清醒时间：上午 8 点

小睡时间：下午 1 点 ~ 2 点

就寝时间：晚上 9 点

● **出发前一周**

清醒时间：上午 7 点

小睡时间：中午 12 点 ~ 下午 1 点

就寝时间：晚上 8 点

● **出发前 2 天**

清醒时间：早上 6 点

---

① 以人物所处时区的时间为准。后同。

小睡时间：上午 11 点~中午 12 点

就寝时间：晚上 7 点

● 出发日，飞行时间下午 5 点~凌晨 1 点

清醒时间：早上 6 点

小睡时间：上午 11 点~中午 12 点

就寝时间：下午 6 点（在飞机上应该很容易）

● 到达目的地第 1 天

清醒时间：早上 7 点（飞机降落）

小睡时间：上午 11 点~下午 2 点（因为晚上睡眠不足）

就寝时间：晚上 8 点

● 到达目的地第 2 天

清醒时间：上午 7 点

小睡时间：中午 12 点~ 1 点

就寝时间：晚上 9 点

● 到达目的地第 3 天（恢复到在家作息时间）

清醒时间：上午 8 点

小睡时间：下午 1 点 ~ 2 点

就寝时间：晚上 9 点

● **到达目的地第 4 ~ 5 天**

清醒时间：上午 9 点

小睡时间：下午 2 点 ~ 3 点

就寝时间：晚上 10 点

● **到达目的地第 6 天**

清醒时间：上午 10 点

小睡时间：下午 3 点 ~ 4 点

就寝时间：晚上 11 点

● **第 7 天，返程日，飞行时间中午 12 点 ~ 7 点**

清醒时间：上午 10 点

小睡时间：下午 3 点 ~ 6 点（因为在飞机上，所以小睡时间较长，而且因为航班原因，可以回调就寝时间）

就寝时间：晚上 9 点

● 第 8 天，在家

清醒时间：早上 6 点

小睡时间：上午 11 点 ~ 中午 12 点

就寝时间：晚上 8 点


● 第 9 天，在家

清醒时间：上午 7 点

小睡时间：中午 12 点 ~ 1 点

就寝时间：晚上 9 点


● 第 10 天，在家

● 回归正常作息时间


案例二：带着一个 2 岁孩子从纽约飞往北京。相位延迟 11 小时（11 月至 2 月）。在北京逗留 14 天。


● 常规作息时间

清醒时间：上午 8 点

小睡时间：下午 1 点 ~ 2 点

就寝时间：晚上 9 点

● 出发前一周

清醒时间：上午 9 点

小睡时间：下午 2 点~ 3 点

就寝时间：晚上 10 点

● 出发前 2 天

清醒时间：上午 10 点

小睡时间：下午 3 点~ 4 点

就寝时间：晚上 11 点

● 出发日，飞行时间下午 3:50 ~ 第 2 天下午 6:55

清醒时间：上午 11 点

起飞时间：纽约时间下午 3:50

小睡时间：纽约时间下午 4 点~ 7 点（由于夜间睡眠时间
缩短，小睡时间变长）

降落时间：北京时间下午 6:55

●到达目的地第 **1** 天

清醒时间：凌晨 3 点

小睡时间：上午 8 点 ~ 9 点

就寝时间：下午 4 点


●到达目的地第 **2** 天

清醒时间：早上 6 点

小睡时间：上午 11 点~中午 12 点

就寝时间：下午 7 点


●到达目的地第 **3** ~ **9** 天（恢复到在家作息时间）

清醒时间：上午 8 点

小睡时间：下午 1 点 ~ 2 点

就寝时间：晚上 9 点


●到达目的地第 **10** ~ **11** 天

清醒时间：上午 7 点

小睡时间：中午 12 点~下午 1 点

就寝时间：晚上 8 点

● 到达目的地第 12 ～ 13 天

清醒时间：早上 6 点

小睡时间：上午 11 点～ 12 点

就寝时间：下午 7 点

● 第 14 天，返程飞行时间下午 5 点～上午 7 点 / 纽约时间下午 6 点

清醒时间：早上 5 点

小睡时间：上午 10 点～ 11 点

就寝时间：下午 6 点

● 第 15 天，返程 / 在家

清醒时间：早上 4 点 / 纽约时间下午 3 点

小睡时间：纽约时间晚上 8 点～ 9 点

就寝时间：纽约时间凌晨 2 点

● 第 16 天，在家

清醒时间：上午 11 点

小睡时间：下午 4 点～ 5 点

就寝时间：午夜 12 点

● 第 17 天

清醒时间：上午 9 点

小睡时间：下午 2 点~ 3 点

就寝时间：晚上 10 点

● 第 18 天，恢复常规作息时间

清醒时间：上午 8 点

小睡时间：下午 1 点~ 2 点

就寝时间：晚上 9 点

### 周末、假期与时区变化要点

- 让孩子周末和平时的作息时间保持一致。

- 在同一个时区度假时,保持常规作息时间。带上便携式遮光窗帘和红光灯,帮助再现日常照明环境。

- 跨时区旅行时,通过制订相移时间表来避免时差,在旅行前、旅行中和旅行后,每天不超过 3 小时(向东旅行不超过 2 小时),慢慢调整到你理想的时间安排。

- 跨时区旅行时,在家里和在目的地使用遮光窗帘和红光灯,逐渐切换到新时区。

- 向东旅行比向西旅行更难,因为对我们的身体来说,相位推迟比相位提前更容易。

# 你家宝宝的睡眠

## 解决方案

你成功了！你一直跟着我读完了这本书，祝贺你！准备好去体验宝宝的睡眠成功故事吧，也准备好采纳本书的研究成果和建议，鼓励宝宝整晚安睡吧。

我的目标不是给你强加一套随机的规则，而是基于迷人的生物钟和睡眠驱动的科学，培养一种明智的思维模式，来帮助你解决宝宝抛给你的睡眠问题。这部分将帮助你把本书的知识应用在你家宝宝的身上。

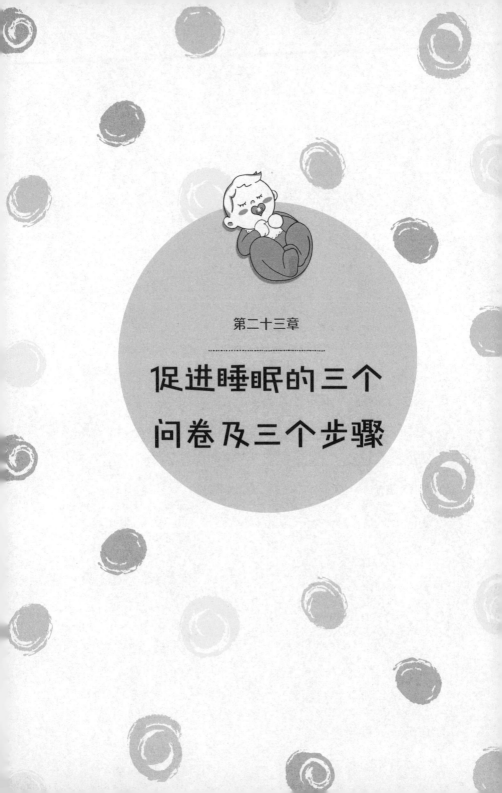

第二十三章

促进睡眠的三个
问卷及三个步骤

下面的问卷将引导你按照我的三步法促进宝宝睡眠：

1. 关于光线和睡眠环境的问卷

|  | 是 | 不是 | 说明 |
|---|---|---|---|
| 你有红光灯吗？ |  |  | 是时候去买一个了！ |
| 你有遮光窗帘吗？ |  |  | 安装永久性或可拆卸的遮光窗帘。 |
| 宝宝睡在自己的小床上吗？ |  |  | 把他放到自己的小床上，这可以教会他自我安抚。 |
| 宝宝睡在自己的房间吗？ |  |  | 两个月后，如果可能的话，把宝宝放到他自己的房间。 |
| 宝宝和兄弟姐妹一起睡吗？ |  |  | 把睡眠最差的孩子放到他自己的房间，这样家里其他人就能得到良好的休息。 |

## 2. 关于时间表和小睡的问卷

| | 回答 | 说明 |
|---|---|---|
| 你希望几点起床？ | | 什么时间最适合你和你的家人？ |
| 宝宝多大了？ | | 如果是早产，使用矫正年龄。 |
| 对于宝宝这个年龄，建议的白天总睡眠时长是多少？ | | 见婴儿睡眠时间统计表。 |
| 计算宝宝新的就寝时间。 | | 新的就寝时间 = 你想要的清醒时间 − 建议的婴儿的夜间睡眠时长 + 婴儿夜间觉醒的缓冲时间。 |
| 宝宝应小睡几次？ | | 见婴儿睡眠时间统计表。 |
| 宝宝总共应小睡多久？ | | 见婴儿睡眠时间统计表。 |

## 3. 关于整晚安睡的问卷

| | 回答 | 说明 |
|---|---|---|
| 宝宝的体重超过 5 千克了吗？ | | 体重超过 5 千克的宝宝通常足够成熟，晚上能睡 6 小时或更久。 |
| 宝宝多大了？ | | 宝宝通常在 3 个月左右就准备好接受温和睡眠训练了。 |
| 宝宝夜间睡眠曾经超过 5 或 6 小时吗？ | | 一旦宝宝已经向你显示了他可以在不吃奶的情况下睡 5 ~ 6 小时，就不要走回头路！ |

| | 回答 | 说明 |
|---|---|---|
| 当宝宝醒来哭闹时，他有时会在吃奶时睡着吗？ | | 在晚上吃奶时看起来不那么饿的婴儿是在寻求安慰，而不是因为饥饿。该进行睡眠训练了！ |
| 以上所有问题你都回答"是"了吗？ | | 如果没有，不要绝望。继续用光照调整生物钟，严格遵循时间表，包括小睡，直到宝宝表现出准备就绪的迹象，再开始进行温和睡眠训练。如果"是"，那么恭喜你！宝宝准备好接受睡眠训练了！ |
| 夜间可以多长时间不喂奶？ | | 用宝宝最长的睡眠时长减去1小时，计算出可以多长时间不喂奶。 |
| 宝宝晚上哭闹。如果到了哺乳时间，我要怎么做？ | | 哺乳后，把昏昏欲睡、但没有睡着的宝宝放回婴儿床，然后离开房间。 |
| 宝宝晚上哭闹。如果没到哺乳时间，我要怎么做？ | | 遵循温和睡眠训练方法：<br>1）等待90秒再进去查看宝宝。<br>2）安抚睡在婴儿床里的宝宝。<br>3）2～3分钟后离开，即使宝宝还在哭。<br>4）重复这些步骤，直到宝宝睡着或下一次哺乳时间。 |

## 婴儿如何睡觉流程图

本流程图总结了本书概述的促进宝宝睡眠的三个步骤。

你可以剪下来贴在冰箱上，或者拍照留存在手机里备用。

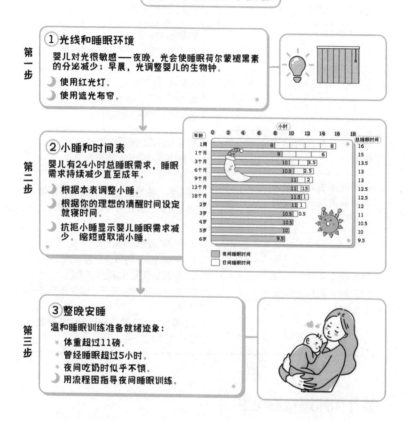

**促进睡眠的三个步骤**

第一步
① 光线和睡眠环境

婴儿对光很敏感——夜晚，光会使睡眠荷尔蒙褪黑素的分泌减少；早晨，光调整婴儿的生物钟。

- 使用红光灯。
- 使用遮光布帘。

第二步
② 小睡和时间表

婴儿有24小时总睡眠需求，睡眠需求持续减少直至成年。

- 根据本表调整小睡。
- 根据你的理想的清醒时间设定就寝时间。
- 抗拒小睡显示婴儿睡眠需求减少。缩短或取消小睡。

第三步
③ 整晚安睡

温和睡眠训练准备就绪迹象：

- 体重超过11磅。
- 曾经睡眠超过5小时。
- 夜间吃奶时似乎不饿。
- 用流程图指导夜间睡眠训练。

在温和睡眠训练中，可以用图 13-3 的决策树来帮助你。

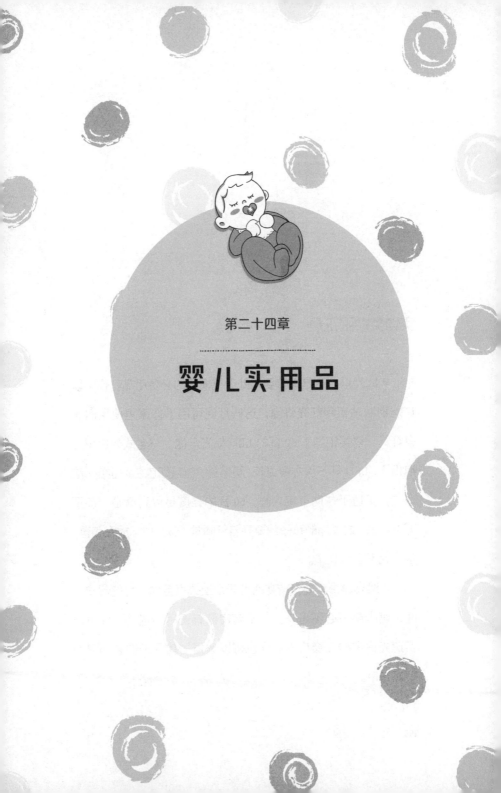

第二十四章

# 婴儿实用品

## 实物类助眠工具

● 红光灯：这是保持婴儿处于夜模式的必备用品。你可以在购物网站买到红光灯泡，这些灯泡可用于你家里使用的所有灯具。请买相当于 60 瓦的 LED 红光灯泡。与老式的白炽灯泡相比，LED 灯不仅寿命更长、更节能，而且红色色调也更"洁净"，更适于帮助宝宝入睡。60 瓦的亮度足以看清楚，甚至可以看书，如果你的孩子想要开着灯睡觉，那么把灯放在角落，这样就不会太亮了。

● 遮光窗帘：要保持婴儿处于夜模式直至你理想的起床时间，遮光窗帘必不可少。关于窗帘你有无尽的选择！你可以买遮光窗帘挂在窗户上。你也可以选择一款易于安装的可粘贴遮光帘。

● 便携式婴儿床罩：旅行时住在旅馆房间或去奶奶家时，便携式婴儿床罩对控制光照作用很大。它罩住婴儿床，遮挡住光线，同时让空气流通以保证婴儿安全。

● 白噪音机：可帮助宝宝睡眠，特别是如果有兄弟姐妹或宝宝与父母同睡一间房时。

● 摇篮：摇篮是安抚宝宝的好帮手，摇动能使他平静。

● 婴儿秋千床：秋千床是宝宝白天小睡的实用工具。对于不到 2 个月的宝宝，要确保宝宝完全平躺，下巴离胸，以保证正常呼吸。

● 襁褓毯：这是终极助眠工具。如果想让宝宝夜里睡得长久，襁褓毯能帮你舒适服帖地包裹宝宝。

● 睡袋：宝宝用毛毯不安全，睡袋可以让那些长大了，不能再裹着襁褓的宝宝避免受凉。

## 虚拟类助眠工具

● 蓝光过滤应用程序：苹果手机现在有夜间模式，安卓手机有护眼模式。将这两个程序设置成宝宝就寝前 2 小时自动开启，宝宝清醒时关闭。我建议再安装一个蓝光过滤应用程序（应用商店里有各式各样的蓝光滤光器），因为原装的滤光器无法让屏幕变得足够红。屏幕应该呈现明显的红色，而不仅仅是黄色。在苹果电脑和平板上也使用夜间模式，在 Windows 电脑操作系统中则安装一个名为 f.lux 的程序。如同你的手机一样，将这些滤光器设置成自动开启和关闭状态。

● **白噪音应用程序：** 在苹果和其他应用程序商店有多个版本可供选择。

● **婴儿追踪器应用程序：** 在苹果和其他应用程序商店有多款程序可免费下载。追踪应用程序将帮助你记录喂奶频率、换尿布频率以及宝宝的睡眠规律，因此，它可以帮你建立时间表。

我参考了以下科学研究才形成了自己的方法。如果你发现某个特定主题特别吸引你，可从以下渠道获取更多信息。

## 人体昼夜节律

Czeisler, C. A., and J. J. Gooley. "Sleep and Circadian Rhythms in Humans." Cold Spring Harbor Symposia on Quantitative Biology 72, no. 1 (2007): 579-97.

https://doi.org.10.1101/sqb.2007.72.064.

人体昼夜节律综述。

Globig, M. "A World without Day or Night." MaxPlanckResearch (2007): 60-61.

德国人体昼夜节律 30 多年研究概述。

Patke, A. et al., "Mutation of the Human Circadian Clock Gene CRY1 in Familial Delayed Sleep Phase Disorder." Cell 169, no. 2 (2017): 203-15. e13.

https://doi.org.10.1016/j.cell.2017.03.027.

我们实验室对人类"夜猫子基因"的研究。

## 果蝇生物钟基因突变

Konopka, R. J., and S. Benzer. "Clock Mutants of Drosophila Melanogaster." Proceedings of the National Academy of Sciences 68, no. 9 (1971): 2112-16.

https://doi.org.10.1073/pnas.68.9.2112.

第一个描述改变昼夜节律的基因突变体存在的研究。

Thaddeus A. Bargiello, F. Rob Jackson, and Michael W. Young. "Restoration of Circadian Behavioural Rhythms by Gene Transfer in Drosophila." Nature 312, 752-54 (1984).

https://doi.org.10.1038/312752a0.

William A. Zehring, David A.Wheeler, Pranhitha Reddy, Ronald J. Konopka, Charalambos P. Kyriacou, Michael Rosbash, Jeffrey C. Hall. "P-element Transformation with Period Locus DNA Restores Rhythmicity to Mutant, Arrhythmic Drosophila Melanogaster," Cell 39, 2 (1984) 369-76.

https://doi .org.10.1016/0092-8674(84)90015-1.

这两项研究发现了果蝇节律性行为所需的首批基因，从而开启了分子生物钟学领域。作者迈克尔·杨、迈克尔·罗斯巴什和杰夫霍尔因这些以及之后在构成分子钟的基因方面的研究成果而获得了诺贝尔生理学或医学奖。

# 光作为授时因子

Lockley, S. W., G. C. Brainard, and C. A. Czeisler. "High Sensitivity of the Human Circadian Melatonin Rhythm to Resetting by Short Wavelength Light." The Journal of Clinical Endocrinology & Metabolism 88, no. 9 (2003): 4502.

https://doi.org.10.1210/jc.2003-030570.

表明人体褪黑素节律对蓝光高度敏感的首次研究。

Green, A. et al., "Evening Light Exposure to Computer Screens Disrupts Human Sleep, Biological Rhythms, and Attention Abilities." Chronobiology International 34, no. 7 (2017): 855-65.

https://doi.org.10.1080/07420528 .2017.1324878.

晚上暴露于蓝光而非橙光会扰乱睡眠和人体生物钟。

Hale, L., and S. Guan. "Screen Time and Sleep among School-Aged Children and Adolescents: A Systematic Literature Review." Sleep Medicine Reviews 21 (2015): 50-58.

https://doi.org.10.1016/j.smrv.2014.07.007.

表明晚上暴露于屏幕前与儿童睡眠不佳有关的 67 项科学研究的元分析。

Akacem, L. D., K. P. Wright Jr., and M. K. LeBourgeois. "Sensitivity of the Circadian System to Evening Bright Light in Preschool-Age Children." Physiological Reports 6, no. 5 (2018).

https://doi.org.10.14814/phy2.13617.

晚上暴露于强光下会使幼儿褪黑素消失数小时。

Zeitzer, J. M. et al., "Sensitivity of the Human Circadian Pacemaker to Nocturnal Light: Melatonin Phase Resetting and Suppression." The Journal of Physiology 526, no. 3 (2000): 695-702.

https://doi.org.10.1111/j.14697793.2000.00695.x.

烛光般昏暗的光足以抑制褪黑素，调整生物钟。

Wyszecki, G., and W. S. Stiles. Color Science: Concepts and Methods, Quantitative Data and Formulae, 2nd ed. New York: Wiley & Sons, 2000.

研究光的颜色及我们如何感知光的权威书籍。

Stothard, E. R. et al., "Circadian Entrainment to the Natural Light-Dark Cycle across Seasons and the Weekend." Current Biology: CB 27, no. 4 (2017): 508-13.

https://doi.org.10.1016/j.cub.2016.12.041.

睡眠荷尔蒙褪黑素的释放和睡眠会因晚上的光照而延迟，但可由周末的露营之旅得以恢复。

## 食物作为授时因子

Stokkan, K. A. et al., "Entrainment of the Circadian Clock in the Liver by Feeding." Science 291, no. 5503 (2001): 490-93.

https://doi.org.10.1126/ science.291.5503.490.

这篇重要论文表明，食物可以充当授时因子，使老鼠及其肝脏在半夜被内外偶联进入清醒时间。

Wehrens, S. M. T. et al., "Meal Timing Regulates the Human Circadian System." Current Biology: CB 27, no. 12 (2017): 1768-75.e3.

https://doi.org.10.1016/j .cub .2017.04.059.

比平时晚 5 小时进食会导致新陈代谢的变化。

Damiola, F. et al., "Restricted Feeding Uncouples Circadian Oscillators in Peripheral Tissues from the Central Pacemaker in the SuprachiasmaticNucleus." Genes & Development 14, no. 23 (2000): 2950-61.

https://doi .org.10.1101/gad.183500.

如果作为授时因子的光和食物发生冲突，大脑会停留在光照时间，但肝脏会切换到进食时间，导致不同时区同时存在于你的身体里。

White, W., and W. Timberlake. "Two Meals Promote Entrainment of Rat Food-Anticipatory and Rest-Activity Rhythms." Physiology & Behavior 57, no. 6 (1995): 1067-74.

https://doi.org.10.1016/0031-9384(95)00023-c.

没有光，食物可以充当实际授时因子，调整行为节律。

Evanoo, G. "Infant Crying: A Clinical Conundrum." Journal of Pediatric Health Care 21, no. 5 (2007): 333-38.

https://doi.org.10.1016/j.pedhc.2007.06.014.

每日时间表有助于减少婴儿哭闹。

## 婴儿睡眠

Galland, B. C. et al. "Normal Sleep Patterns in Infants and Children: A Systematic Review of Observational Studies." Sleep Medicine Reviews

16, no. 3 (2012): 213-22.

https://doi.org.10.1016/j.smrv.2011.06.001.

对 34 项研究的元分析回顾了来自 18 个不同国家的近 7 万名 0 ～ 12 岁孩子的睡眠模式。

Jenni, O. G., and M. K. LeBourgeois. "Understanding Sleep-Wake Behavior and Sleep Disorders in Children: The Value of a Model." Current Opinion in Psychiatry 19, no. 3 (2006): 282-87.

https://doi.org.10.1097/01.yco .0000218599.32969.03.

对婴儿睡眠的回顾解释了婴儿的睡眠压力上升快于成人。

Nakagawa, M. et al. "Daytime Nap Controls Toddlers' Nighttime Sleep." Scientific Reports 6 (2016).

https://doi.org.10.1038/srep27246.

白天较长时间的小睡会直接减少幼儿夜间睡眠时长。

## 睡眠障碍

Kang, J.-H., and S.-C. Chen. "Effects of an Irregular Bedtime Schedule on Sleep Quality, Daytime Sleepiness, and Fatigue among University Students in Taiwan." BMC Public Health 9, no. 1 (2009): 201-6.

https://doi.org .10.1186/1471-2458-9-248.

不规律的就寝时间对中国台湾地区大学生睡眠的负面影响。

Foster, R. G. et al., "Sleep and Circadian Rhythm Disruption in Social Jetlag and Mental Illness," Progress in Molecular Biology and Translational Science 119 (2013) 325-46.

https://doi.org.10.1016/B978-0-12-396971-2.00011-7.

不同类型的睡眠障碍和昼夜节律障碍综述，包括自我施加的社交时差。

## 婴儿的生物钟

Rivkees, S. A. "Developing Circadian Rhythmicity in Infants." Pediatrics 112, no. 2 (2003): 373-81.

https://doi.org.10.1542/peds.112.2.373.

暴露于光照光暗周期下的新生儿重症监护室的早产儿显示，睡眠 - 觉醒周期的调整很快，证明如果内外偶联适当，婴儿会形成昼夜节律。

Kinoshita, M. et al., "Paradoxical Diurnal Cortisol Changes in Neonates Suggesting Preservation of Foetal Adrenal Rhythms." Scientific Reports (2016): 1-7.

https://doi.org.10.1038/srep35553.

新生儿表现出皮质醇的 24 小时逆循环，在 2 个月大时就发育成熟了。

## 温和睡眠训练

Ferber, R. Solve Your Child's Sleep Problems. New York: Simon & Schuster, 1985, 2006.

法伯博士普及了这样一种观点：婴儿需要学会自我安抚，才能在晚上安然入睡。父母经常将自己和婴儿进行不必要的睡眠关联，因而干扰了这一过程，比如抱着婴儿四处走动。

Adair, R. et al., "Reducing Night Waking in Infancy: A Primary Care Intervention." Pediatrics 89, no. 4, part 1 (1992): 585-88.

父母学会教婴儿自我安抚后，婴儿的睡眠质量得到了改善。

Conty, L., N. George, and J. K. Hietanen. "Watching Eyes Effects: When Others Meet the Self." Consciousness and Cognition 45 (2016): 184-97.

https://doi .org .10.1016/j.concog.2016.08.016.

看别人的眼睛会增强觉醒——因此，当你想让孩子睡觉时，不要直视他的眼睛。

Gerard, C. M., K. A. Harris, and B. T. Thach. "Spontaneous Arousals in Supine Infants while Swaddled and Unswaddled during Rapid Eye Movement and Quiet Sleep." Pediatrics 110, no. 6 (2002): e70.

https://doi.org.10.1542/ peds.110.6.e70.

用襁褓包裹能非常有效地使婴儿平静。

Spencer, J. A. et al., "White Noise and Sleep Induction." Archives of Disease in Childhood 65, no. 1 (1990): 135-37.

https://doi.org.10.1136/adc.65.1.135.

白噪音有助于婴儿睡眠。

Fleming, P., P. Blair, and A. Pease. "Why or How Does the Prone Sleep Position Increase the Risk of Unexpected and Unexplained Infant Death?" Archives of Disease in Childhood: Fetal and Neonatal Edition

(2017): 1-2.

https://doi. org.10.1136/archdischild-2017-313331.

为什么俯卧睡姿被认为是不安全的。

Chen, H.-Y. et al., "Physiological Effects of Deep Touch Pressure on Anxiety Alleviation: The Weighted Blanket Approach." Journal of Medical and Biological Engineering 33, no. 5 (2013): 463-70.

深层压力刺激，包括加重毛毯，是如何使神经系统平静下来的，这可能是俯卧睡姿有助于部分婴儿睡眠的原因。

St. James-Roberts, I. et al., "Video Evidence That Parenting Methods Predict Which Infants Develop Long Night-Time Sleep Periods by Three Months of Age." Primary Health Care Research & Development 18, no. 3 (2017): 212-26.

https://doi.org.10.1097/DBP.0000000000000166.

这项强有力的研究通过视频分析了和婴儿同睡或把婴儿单独放在婴儿床里的父母。仅因为婴儿没有和父母同睡而对婴儿哭闹延迟反应 1 ~ 1.5 分钟的父母，其孩子在 3 个月大时晚上睡 5 小时或 5 小时以上的可能性更大。

Mindell, J. A. et al., "Developmental Aspects of Sleep Hygiene: Findings from the 2004 National Sleep Foundation Sleep in America Poll." Sleep Medicine 10, no. 7 (2009): 771-79.

https://doi.org.10.1016/j.sleep.2008.07.016.

就寝常规活动有助于婴儿睡眠。

Volkovich, E. et al., "Sleep Patterns of Co-sleeping and Solitary Sleeping Infants and Mothers: A Longitudinal Study." Sleep Medicine 16, no. 11 (2015): 1305-12.

https://doi.org.10.1016/j.sleep.2015.08.016.

与孩子睡在自己婴儿床的母亲相比，和孩子同床睡的母亲反馈说宝宝夜间觉醒次数更多，大人的睡眠质量也更差。

Porter, R. H., and J. Winberg. "Unique Salience of Maternal Breast Odors for Newborn Infants." Neuroscience and Biobehavioral Reviews 23 (1999): 439-49.

https://doi.org.10.1016/s0149-7634(98)00044-x.

婴儿能够识别并被母亲母乳的气味吸引。

## 时差

Myers, M. P. et al., "Light-Induced Degradation of TIMELESS and Entrainment of the Drosophila Circadian Clock." Science 271, no. 5256 (1996): 1736-40.

https://doi.org.10.1126/science.271.5256.1736.

我们实验室的研究表明，调节昼夜光脉冲的时间设置可以改变果蝇的昼夜节律。晚上的光导致相位延迟，而早晨的光导致相位提前。

Khalsa, S. B. S. et al., "A Phase Response Curve to Single Bright Light Pulses in Human Subjects." The Journal of Physiology 549, part 3 (2003): 945-52.

https://doi.org.10.1113/jphysiol.2003.040477.

在人类身上重复的果蝇实验显示了同样的光照反应：晚上的光

导致相位延迟，早晨的光导致相位提前。

## 孕产是如何改变大脑的

Marlin, B. J. et al. "Oxytocin Enables Maternal Behavior by Balancing Cortical Inhibition." Nature 520, no. 7548 (2015): 499-504.

https://doi.org.10.1038/ nature14402.

对老鼠的研究表明，催产素会通过提高对幼崽啼哭的敏感度引发母性行为。

Brunton, P. J., and J. A. Russell. "The Expectant Brain: Adapting for Motherhood." Nature Reviews Neuroscience 9, no. 1 (2008): 11-25.

https://doi.org .10 .1038/nrn2280.

整个怀孕和分娩期间的神经、激素和精神变化综述。

Lafrance, A. "What Happens to a Woman's Brain when She Becomes a Mother." The Atlantic (January 2015).

https://www.theatlantic.com/health/archive/2015/01/what-happens-to-a-womans-brain-when-she-becomes-amother/384179/.

这是一篇很棒的文章，阐述了当我们为人父母时所经历的快乐、爱和焦虑背后的科学。

## 睡眠的功能

Rechtschaffen, A., and B. M. Bergmann. "Sleep Deprivation in the

Rat: An Update of the 1989 Paper." Sleep 25, no. 1 (2002): 18-24.

https://doi.org.10 .1093/sleep/25.1.18.

这篇文章总结了其作者们前期对老鼠完全睡眠剥夺的研究结果，并设法解决关于睡眠功能剩余的不确定性。

Alhola, P., and P. Polp-Kantola. "Sleep Deprivation: Impact on Cognitive Performance." Neuropsychiatric Disease and Treatment 3, no. 5 (2007): 553-67.

https://www.ncbi.nlm.nih.gov/pubmed/19300585.

完全和部分睡眠剥夺以及急性和慢性睡眠剥夺对人类认知影响的概述。

## 睡眠和情绪

Ross, L. E., B. J. Murray, and M. Steiner. "Sleep and Perinatal Mood Disorders: A Critical Review." Journal of Psychiatry & Neuroscience 30, no. 4 (2005): 247-56.

https://www.ncbi.nlm.nih.gov/pubmed/16049568.

新妈妈睡眠与情绪关系综述。新妈妈睡眠不佳与情绪低落、产后忧郁和产后抑郁症（PPD）有关。帮助新妈妈保证睡眠质量可以降低高危妈妈产后抑郁症风险。

Montgomery-Downs, H. E., and R. Stremler. "Postpartum Sleep in New Mothers and Fathers." The Open Sleep Journal 6, no.1 (2013): 87-97.

新爸爸的睡眠也会受到干扰，增加抑郁风险。

Symon, B., M. Bammann, G. Crichton, C. Lowings, and J. Tucsok. "Reducing Postnatal Depression, Anxiety and Stress Using an Infant Sleep Intervention." BMJ Open 2, no. 5 (2012).

https://doi.org.10.1136/bmjopen-2012-001662.

帮助婴儿睡眠可以改善新妈妈的抑郁症状。

## 致谢

　　我想感谢每一个曾经和我谈论过这个项目的人，感谢他们鼓励我，相信我。首先，我要感谢我的丈夫，他总是容忍我的"科学养育"，并鼓励我这样做，可能是因为成功率高。他看了初稿后说真的很不错，这促成了定稿。

　　安德里亚斯·凯勒，我的经纪人、朋友、科学伙伴，在我撰写及出版本书的各个阶段都给予了极大的帮助和支持。在我倾力完成本书时，我感觉他就是我所需要的全部支持。莎拉·佩尔兹给了我一个机会。婴儿睡眠书籍数不胜数，她从一开始就相信我可以为此做出特殊贡献。她对我的指导着实令人称奇，为我开辟了我自己本不会选择的新途径。是她让我成为一名婴儿睡眠教练。作为我在西蒙与舒斯特出版公司的编辑，莎拉也对这本书的最终定稿发挥了重要作用，完善了一些我自己都没有意识到可以改进的方面。特别感谢梅勒妮·伊格莱西亚斯·佩雷斯和西蒙与舒斯特的整个团队，是他们赋予了本书以生命。

最后，我想感谢与我一起合作过的父母们，他们间接参与了本书创作。合作期间，他们一直赐予我力量，帮助我树立信心。他们让我意识到我的方法有多么强大，有多少人可以因此得到帮助。通过帮助他们，我也帮助了我自己，因为我们分享了一种两极化的经历：为人父母的神奇和对孩子无尽的爱，以及令人疲惫的睡眠不足与自暴自弃，但这些你又无法真正与任何人分享。他们与我的分享非常特别，在某种程度上治愈了我在产后那黑暗无望的几周甚至几个月所受的创伤。

## 让我们保持联系

与家长们合作是我的方法形成过程中不可分割的一部分，它使我的方法更强大。如果没有你们——睡眠不足的父母们——这本书就不可能完成。我想保持对话畅通，而不是我一个人对着你们喋喋不休，因为这是一条双向道路。我很乐意倾听有亲身体验的父母们讲述其宝宝的睡眠经历，以及我的书是如何影响他们的。请随时在社交媒体或通过 how.babies.sleep@gmail.com 联系我。你可以在 sofiaaxelrod.com 上找到关于我和我的书以及有关本书方法的信息。